U0127609

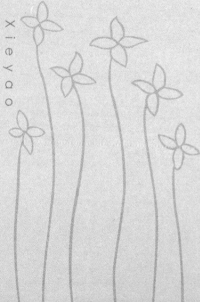

Jing Honggui Shanghanlun Jiaozuo Xieyao

景洪贵学术经验传承系列丛书

景洪贵
伤寒论讲座撷要

景洪贵

/ 编著 /

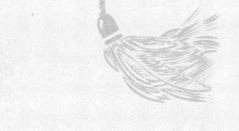

景欣　高晔　刘磊　陈大双 / 整理

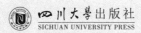

四川大学出版社

SICHUAN UNIVERSITY PRESS

图书在版编目（CIP）数据

景洪贵伤寒论讲座撷要 / 景洪贵编著 . — 2 版 . —
成都：四川大学出版社，2023.1
ISBN 978-7-5690-4488-1

Ⅰ . ①景… Ⅱ . ①景… Ⅲ . ①《伤寒论》—研究
Ⅳ . ① R222.29

中国版本图书馆 CIP 数据核字（2021）第 013747 号

书　　名：景洪贵伤寒论讲座撷要
　　　　　Jing Honggui Shanghanlun Jiangzuo Xieyao
编　　著：景洪贵

选题策划：龚娇梅
责任编辑：龚娇梅
责任校对：张　澄
装帧设计：徐著林
责任印制：王　炜

出版发行：四川大学出版社有限责任公司
　　　　　地址：成都市一环路南一段 24 号（610065）
　　　　　电话：（028）85408311（发行部）、85400276（总编室）
　　　　　电子邮箱：scupress@vip.163.com
　　　　　网址：https://press.scu.edu.cn
印前制作：成都跨克创意文化传播有限公司
印刷装订：四川五洲彩印有限责任公司

成品尺寸：170 mm×240 mm
印　　张：18.5
字　　数：318 千字

版　　次：2018 年 9 月 第 1 版
　　　　　2023 年 1 月 第 2 版
印　　次：2023 年 1 月 第 1 次印刷
定　　价：76.00 元

扫码查看数字版

四川大学出版社
微信公众号

本社图书如有印装质量问题，请联系发行部调换

版权所有 ◆ 侵权必究

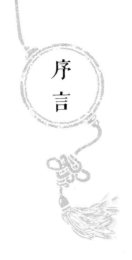

医圣张仲景，勤求古训，博采众方，并凭脉辨证，撰著了不朽的医学名著《伤寒杂病论》，后世将其分为《伤寒论》和《金匮要略》，千古流传，奉为圭臬。《伤寒杂病论》不仅为诊治外感及内伤疾病提出了辨证纲领和治疗方药，也为中医临床各科提供了辨证论治的规范，奠定了中医辨证论治的基石，被奉为"医中经典""方书之祖"，其所载方剂奉为经方，千百年来，征之临床，更有"经方效如神"的美誉。

后世医家宗仲景六经辨证之法，学习经典，应之临床，研习者蔚然成风。绵阳景洪贵主任中医师，在学习、研究、临证、教学《伤寒论》几十年后，将自己研究的心得体会，汇集成书，名《伤寒论讲座撷要》。

景洪贵主任中医师，羌族，四川省北川县人氏，四川省首届名中医，绵阳十大名中医，是全国第五批及四川省第一、第二批老中医药专家学术经验继承工作指导老师，毕业于成都中医学院（现成都中医药大学）医学系。先后在绵阳中医学校、北川县卫生进修学校、北川县中医医院、绵阳市中医医院从事临床、教学、科研等工作。景洪贵主任中医师师从四川省首届十大名中医李孔定先生。李孔定先生是全国首批500名老中医药专家李孔定先生的学术继承人，景洪贵主任中医师1991—1994年追随李孔定先生学习，历时3年，学业精进。

景洪贵主任中医师曾在绵阳中医学校、北川县卫生进修学校从事教学工作，承担了成都中医学院函授大学、绵阳市中医高级研修班"伤寒论"等课程的讲授。并在教学和临床带教中对《伤寒论》一书中的一些疑点和难点问题进行了深入的研究，形成了比较系统的《伤寒论》讲课提纲和专题讲座讲稿。景洪贵主任中医师在弟子的协助下，按《伤寒学》教材的顺序，将每一章节整理为一讲，专题讲座内容合为一讲，共计十讲，整理成书。

《伤寒论讲座撷要》一书，是一本很好的研习《伤寒论》的辅助读本，对于经典著作《伤寒杂病论》的学习、经方的临床运用大有裨益。全书提纲挈领，简明扼要，既深入浅出，条理分明，又抓纲析机，要言不繁，切中实质，书中分析原文，从成因、辨证要点、病机、治法、方剂入手，理、法、方、药一线贯通，抓住了"经方效如神"的实质，即仲景自述的"病与方皆相应"，这也是中医治病取效的保证。本书提纲式的写作，勾勒重点，指点迷津，阐明玄机，对学习原书有很大帮助；书中要点突出，条理清晰，主次分明，又便于记忆。

本书的出版发行，丰富了川派中医的学术思想，对研习经典著作的学生、医生、学者都大有益处，必将会嘉惠中医药界同仁。欣闻是书即将付梓，故乐于推荐，并上述琐言，爰之为序。

中华中医药学会副会长
四川省中医药学会会长　　杨殿兴
成都中医药大学　教授、博导

2017年仲冬

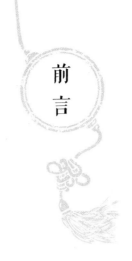

前言

　　《伤寒杂病论》是一部承载了精深医理和丰富临床经验的著作。通读此书，几乎可尽览外感和内伤疾病各种证候之脉证证治及转归。其用方，药少力专，结构严谨，历经古今验证，疗效卓著。《伤寒杂病论》的问世，标志着中医辨证论治理论体系基本形成，为中医学的发展奠定了坚实的基础。因此，必须反复研读，从纵向和横向两方面综合起来读，带着问题去研读，方能悟其经旨，演其所知，更好地为临床服务。

　　余曾在绵阳中医学校、北川县卫生进修学校从事教学工作，并承担了成都中医学院函授大学、绵阳市中医高级研修班"伤寒论"等课程的讲授。在担任全国第五批及四川省第一、第二批老中医药专家学术经验继承工作指导老师期间，对《伤寒论》中的一些疑点和难点多次进行了讨论，形成了《伤寒论》讲课提纲和专题讲座讲稿。学生景欣、高晔、刘磊、陈大双对讲稿进行了整理，按《伤寒学》教材的顺序，将每一章节整理为一讲，共计十讲。由于内容系讲课提纲，故名《伤寒论讲座撷要》。

　　中医素质修养是为医者的基本要求，也是为医者长期修习锻炼的目标。余在带习学生期间，或在学术会上，或在中医师规范化培训班上多次讲授了"论中医素质修养"。虽余未至其中要求，然心向往之。今作为附篇载于后，愿与诸君共勉。

余自知才疏学浅，对《伤寒论》的经旨半解而已，难登大雅。然自以为《伤寒论讲座撷要》作为初学者在研读《伤寒论》时的参考资料，也许有所裨益。

　　末学庸愚，谬误难免，敬祈同仁赐教，不胜感激。

　　本书的顺利出版，得到了全国名老中医药专家传承工作室建设项目、四川中医药文化传承与研究中心项目及绵阳市中医医院的大力支持，承蒙四川省中医药管理局原局长、中华中医药学会副会长、四川省中医药学会会长、成都中医药大学博士研究生导师杨殿兴教授赐序，在此一并致以谢忱。

景洪贵

2017年11月于中国科技城

时年六十有五

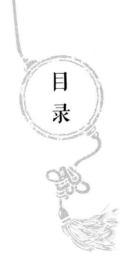

目 录

景洪贵

伤寒论讲座撷要

景洪贵

伤寒论讲座撷要

景洪贵

伤寒论讲座概要

第一讲 《伤寒论》概述

《伤寒杂病论》是一部阐述多种外感疾病及内伤杂病辨证论治的专书，是我国现存第一部理法方药比较完善，理论联系实际的重要著作。后世将其分为《伤寒论》和《金匮要略》两部分。《伤寒论》主要阐述外感疾病辨证论治，《金匮要略》主要论述内伤杂病辨证论治。《伤寒杂病论》被誉为"方书之祖""医方之经"，是辨证论治的典范。

作者及成书年代

本书为东汉张仲景所著。张机，字仲景，东汉南阳郡涅阳（今河南省邓州市）人。生于汉桓帝元嘉二年（公元152年），卒于汉献帝建安二十四年（公元219年）。仲景自幼好学，曾官至长沙太守，"感往昔之沦丧，伤横夭之莫救"，于是辞官为医，始学于同里名医张伯祖，深得其传，并青出于蓝而胜于蓝，于东汉末年（205年左右）完成了《伤寒杂病论》的撰写。

成书的历史背景

东汉末年，战乱频繁，天灾不断，疫病长期大面积流行，百姓的疾苦激发了仲景从事医学的热情和责任感。《伤寒杂病论》序："余宗族素多，向余二百，建安纪年以来，犹未十稔，其死亡者，三分有二，伤寒十居其七。感往昔之沦丧，伤横夭之莫救，乃勤求古训，博采众方。"曹植《说疫气》："建安二十二年，疠气流行。家家有僵尸之痛，室室有号泣之哀。或阖门而殪，或覆族而丧。"

社会沦丧，礼坏乐崩，激发了仲景不为良相即为良医之志，于是辞官为医。《伤寒杂病论》序："怪当今居世之士，曾不留神医药，精究方术，上以疗君亲之疾，下以救贫贱之厄，中以保身长全，以养其生，但竞逐荣势，企踵权豪，孜孜汲汲，唯名利是务。"

医经和经方医学体系的问世，为仲景提供了学术基础。《伤寒杂病论》序："撰用《素问》《九卷》《八十一难》《阴阳大论》《胎胪药录》，并平脉辨证，为《伤寒杂病论》，合十六卷。"

成书条件

（1）中医理论的形成：《内经》的问世使中医基础理论体系基本形成，为《伤寒杂病论》的成书奠定了基础。

（2）《内经》到《伤寒杂病论》又积累了四百多年的实践经验。

（3）张仲景的临床经验及博采众方。仲景云："乃勤求古训，博采众方。"

整理情况

最早整理该书的是晋太医令王叔和，他将原书的伤寒部分整理成册，名为《伤寒论》，使该书得以幸存。

唐代孙思邈撰《千金翼方》，《伤寒论》全书已大体载于卷九、卷十之中，亦为《伤寒论》中最早版本。

最早校正该书的是宋代林亿等，他们对该书加以校正、刻印。然宋代原校本现在已无保存，现存只有明万历二十七年（公元1599年）赵开美的复刻本。

金代成无己对该书进行了注解，著《注解伤寒论》，是最早注解《伤寒论》的医家。

明清两代注解《伤寒论》者甚多，至今已有七百余家。现在通行的《伤寒论》版本有两种：一是宋版本（赵开美复刻本）；二是成注本。

《伤寒论》全书共10卷，397条，除重复和佚方外，计112个方，共用药87味。现在所称条文总数以宋版本为准。

学术渊源

《伤寒杂病论》渊源于《内经》《难经》等古典医著。《伤寒杂病论》序中有："撰用《素问》《九卷》《八十一难》《阴阳大论》《胎胪药录》，并平脉辨证，为《伤寒杂病论》，合十六卷。"

此外，张仲景自己的临床经验及博采众方。《伤寒杂病论》序："乃勤求古训，博采众方。"

《伤寒论》的成就

一、系统总结了东汉以前的医学成就

张仲景将医学理论与临床实践经验有机地结合起来，形成了我国第一部理法方药比较完善、理论联系实际的重要著作，开创了辨证论治的先河。

仲景云："观其脉证，知犯何逆，随证治之。"（《伤寒论》第16条）此条则是强调辨证论治的基本原则，按照这一原则，仲景在立法选药组方上，根据病情的缓急，患者的体质，既往疾病及脉证，灵活化裁，力求切中病机。如桂枝汤（桂枝、芍药、甘草、生姜、大枣）有解肌发汗、调和营卫的功能，治外感风寒表虚证。然而，仲景根据病情需要，在此方的基础上加减化裁，约有二十六方，使之更加切合新的病情。如素有喘疾，又患太阳中风者，用桂枝汤加厚朴、杏仁治之；太阳病发汗后，表阳虚而汗漏不止者，用桂枝汤加附子；太阳病误下而见腹满大实痛者，用桂枝汤倍芍药加大黄；太阳病误下后，见脉促胸满者，用桂枝汤去芍药治之等。

二、创立了六经辨证体系

《素问·热论》中虽以六经作为分证的纲领，但只论述了六经的热证、实证，未具体论述六经的虚证、寒证，治疗上也只简单地提及汗、下两法。《伤寒论》的六经则概括了脏腑、经络、气血的生理功能和病理变化，并根据人体抗病能力的强弱、病因的属性、病势的进退缓急等因素及外感疾病演变过程中所出现的各种证候进行分析、归纳，从而讨论病变部位、证候特点、损及何脏何腑、寒热趋向、邪正消长以及立法处方等问题。使六经成为辨治外感疾病的辨证纲领。

三、系统地揭示了外感热病的诊治规律，使外感疾病的治疗有规律可循，为后世温病学说的形成与发展创造了条件

《伤寒论》概括了温病初期的主证及其与伤寒、中风的鉴别要点。"太阳病，发热而渴，不恶寒者，为温病。"（《伤寒论》第6条）其对温病误用辛温发汗、攻下、误火等导致坏证的论述不仅奠定了后世辛凉发汗治法的基础，还创制了白虎汤、承气汤等辛凉清热泻火之剂。

四、制定了治病求本、扶正祛邪、调理阴阳等若干基本治则

《伤寒论》集中体现了治则的基本精神是扶阳气、存阴液。

五、首次运用"八法"，为后世医家提供范例

仲景对疾病的治疗制定了诸如治病求本、扶正祛邪、调理阴阳等若干基本治则，并首次全面系统地运用了汗、吐、下、和、温、清、补、消八法，为后世医家提供了范例[1]。如"太阳中风，阳浮而阴弱，阳浮者，热自发，阴弱者，汗自出，啬啬恶寒，淅淅恶风，翕翕发热，鼻鸣干呕者，桂枝汤主之。"（《伤寒论》第12条）"太阳病，头痛发热，身疼腰痛，骨节疼痛，恶风无汗而喘者，麻黄汤主之。"（《伤寒论》第35条）此两条为汗法的代表，前者因卫阳虚，表不固，故发汗解肌，方用桂枝汤；后者因寒邪外袭，腠理闭塞，故开表发汗，方用麻黄汤。"病如桂枝证，头不痛，项不强，寸脉微浮，胸中痞硬，气上冲咽喉，不得息者，此为胸有寒也。当吐之，宜瓜蒂散。"（《伤寒论》第166条）"病人手足厥冷，脉乍紧者，邪结在胸中，心下满而烦，饥不能食者，病在胸中，当吐之，宜瓜蒂散。"（《伤寒论》第355条）此均为痰涎停于胸中，阻滞阳气的升降，仲景依据《内经》中"其高者，因而越之"的精神，因势利导，应用涌吐之法。"少阴病，脉沉者，急温之，宜四逆汤。"（《伤寒论》第323条）少阴病，阳气大虚，阴寒内盛，治应温法，故原文云："急温之。""伤寒五六日，中风，往来寒热，胸胁苦满，嘿嘿不欲饮食，心烦喜呕，……小柴胡汤主之。"

（《伤寒论》第96条）病在表可汗解，病在里可清可下，病在半表半里，只有应用和法，小柴胡汤是和解剂的代表方剂，至今仍为临床所习用。"阳明病，脉迟，虽汗出不恶寒者，其身必重，短气腹满而喘，有潮热者，此外欲解，可攻里也，手脚濈然汗出者，此大便已硬也，大承气汤主之……"（《伤寒论》第208条）此为里实热证，痞满燥实坚俱备，故用大承气汤主之。此外，仲景还根据临床不同情况，提出了温下法（《伤寒论》第141条），润下法（《伤寒论》第247条），逐水法（《伤寒论》第152条），逐血法（《伤寒论》第237条）等不同的下法，对于指导临床具有重要意义。在补法的应用上，仲景根据不同情况，应用了补营气（《伤寒论》第62条），补心阳（《伤寒论》第117条），回阳救逆（《伤寒论》第323条），气血双补（《伤寒论》第177条），温中散寒（《伤寒论》第386条），滋阴降火（《伤寒论》第310条）等不同补法，为后世应用补法奠定了基础。"伤寒脉滑而厥，白虎汤主之"（《伤寒论》第350条），由于里热炽盛，法当清之，故用白虎汤。"心下坚，大如盘，边如旋盘，水饮所作，枳术汤主之"（《金匮要略·水气病脉证并治篇》），此为脾弱气滞，水气痞结，故用枳术汤以行气散结、健脾行水以消之。

六、创制和保存了许多功效卓著的方剂

仲景在《伤寒杂病论》中共收集有效方剂314首，不仅对方剂的组成和加减变化提出了严谨的法度，而且在因证立法、以法制方、遣方用药、剂型应用等方面为后世医学发展开辟了广阔的道路。因此其所载之方称为"经方"，其中大多数方剂历经古今验证，疗效显著，至今仍被沿用，被誉为"众法之宗，群方之祖"[3]。

七、创制多种治疗方法，为后世治疗方法的发展开启了肇端

仲景根据病证的不同，创制了药物疗法、针法、灸法、火疗法、含咽法、灌肠法、外洗法、熏法、局部用药法等多种治疗方法，采取不同的给药途径和治疗手段，达到治疗目的，为后世中医治疗方法的发展开拓了思路。

八、重视药物炮制，保证用药安全，充分发挥药效，给后世以深刻启迪

由于中药大多是生药，有的还具有毒性或烈性，若不经炮制，既不能充分发挥药效，达不到治疗目的，还会产生毒性反应，危害健康。仲景在组方用药上非常重视药物的炮制，不仅保证了用药安全，而且充分发挥了药效，达到了治疗要求。例如，仲景在三物备急丸使用方法中云："巴豆去皮心，炒，外研如脂，且与大黄、干姜末合治一千杵。"这样炮制的目的，在于去巴豆脂，消除或降低巴豆的毒性和烈性，若不加以炮制，而直接入药，就易导致中毒。如十枣汤中的芫花，仲景就注明"熬"，炒的目的在于缓和芫花的性能，降低其毒性，以及有利于捣为散。再如附子，生用则破阴回阳救逆力强，如仲景在四逆汤中将附子生用；而炮制后则温补阳气之力大，如真武汤中附子即炮制后用；所以，四逆汤长于破阴回阳救逆，而真武汤则长于温补阳气。可见，中药的炮制能改变药物性能，增强和发挥药物的疗效，降低或消除药物的毒性及副作用，使之适应治疗的需要。

九、创制多种剂型，为中医药制剂技术的发展奠定了基础

仲景在《伤寒杂病论》中创制了汤剂、丸剂、散剂、含咽剂、灌肠剂、栓剂、洗剂、熏剂等不同的剂型，其目的是适应病情，改变给药途径，充分发挥药效，达到治疗目的。一般而言，新病、急性病，多用汤剂，以取速效；慢性病、久病，宜缓治久服，多用丸剂、散剂。如仲景用抵当汤与抵当丸治伤寒蓄血证，其方药相同，由于剂型不同，所以功效随之有别，主治病证的轻重也随之不同。又如仲景在治咽喉病的苦酒汤、半夏散及汤的服法中云"少少含嘬之"，是最早使用含咽的方法治疗咽喉疾病的医家。"阳明病，自汗出，若发汗，小便自利者，此为津液内竭，虽硬不可攻之，当须自欲大便，宜蜜煎导而通之。若土瓜根及大猪胆汁，皆可为导。"（《伤寒论》第233条）证为阴虚津亏，肠燥失润，仲景使用灌肠法以治之。又如"蛇床子散方，温阴中坐药。上一味，末之，以白粉少许，和令相得，如枣大，棉裹内之，自然温"（《金匮要略·妇人杂病并治篇》），此即用栓剂治疗妇科杂病。此外，仲景还应用了外洗剂，如"蚀于下

景洪贵

伤寒论讲座撷要

部则咽干，苦参汤洗之"（《金匮要略·百合狐惑阴阳毒病脉证治篇》）。熏剂，"蚀于肛，雄黄熏之"（《金匮要略·百合狐惑阴阳毒病脉证治篇》）。可见，仲景在临床中根据病情需要创制和使用了多种不同剂型，为中医药制剂学的发展奠定了基础[1]。

十、重视煎法、服法和调护方法，为中医护理学的发展开辟了道路

仲景在创制方剂时，非常重视煎服方法及调护，使药物充分发挥效果，达到治疗目的。例如，《伤寒论》中桂枝汤的煎服法："上五味，咬咀三味，以水七升，微火煮取三升，去滓，适寒温，服一升。服已须臾，歠热稀粥一升余，以助药力。温覆令一时许，遍身絷絷微似有汗者益佳，不可令如水流漓，病必不除，若一服汗出病差，停后服，不必尽剂。若不汗，更服依前法。又不汗，后服小促其间。半日许令三服尽。若病重者，一日一夜服，周时观之。服一剂尽，病证犹在者，更作服；若汗不出，乃服至二、三剂。""禁生冷，黏滑，肉面，五辛，酒酪，臭恶等物。"大承气汤的煎服法："以水一斗，先煮二物，取五升，去滓，内大黄，更煮取二升，去滓，内芒硝，更上微火一两沸，分温再服。得下，余勿服。"由此可以看出，仲景非常重视煎服方法和调护方法，开创了煎法、服法和调护方法的新纪元，为中医护理学的发展开辟了道路。

《伤寒论》与《内经》的关系

《内经》是《伤寒论》成书的基础。仲景在《伤寒杂病论·序》中明确指出："撰用《素问》《九卷》《八十一难》《阴阳大论》《胎胪药录》并《平脉辨证》，为《伤寒杂病论》，合十六卷。"《伤寒论》是《内经》理论的继承与发展。理法方药具备。

《伤寒论》与《温病学》

伤寒论奠定了后世温病学发展的基础：

（1）在《内经》的基础上进一步论述了温病的病因，规范了病名。

（2）概括了温病初期的主证及其与伤寒、中风的鉴别要点。"太阳病，发热而渴，不恶寒者，为温病。"（《伤寒论》第6条）

（3）对温病误用辛温发汗，攻下，误火等导致坏证的论述奠定了后世辛凉发汗的基础。

（4）直接论述多种温热证候并提供了有效的治法与方药。

伤寒的含义

广义：是一切外感疾病的总称。《素问·热论》："今夫热病者，皆伤寒之类也。"《难经·五十八难》："伤寒有五，有中风、有伤寒、有湿温、有热病、有温病。"

狭义：指外感风寒感而即发的疾病，即五种中的伤寒。

《伤寒论》主要讨论广义伤寒，以六淫为病因，并结合内外致病因素来讨论病机、病证、治则。

伤寒的病因

伤寒的病因可概括为两条：

（1）四时正气为病：春温、夏热、秋凉、冬寒，太过或不及而发病。

（2）时行之气为病：特点是发病急，病情重笃，症状相似，传染性强，易于流行。如《素问·刺法论》："五疫之至，皆相染易，无问大小，病状相似。"

伤寒发病的因素

一、体质因素

《素问·评热病论》："邪之所凑，其气必虚。"《素问·遗篇刺法论》：

"正气存内，邪不可干。"说明体质强壮，正气内盛，是不易患病。即使患病，症状也较轻，治疗较易，预后良好。正气不足，外邪易于侵袭机体而为病。《灵枢·百病始生》："风雨寒热，不得虚，邪不能独伤人。猝然逢疾风暴雨而不病者，盖无虚，故邪不能独伤人。此必因虚邪之风，与其身形，两虚相得，乃客其形。"说明正气不足是疾病发生的内在根据。

二、自然因素

自然因素主要包括气候因素和环境因素。

气候因素：六淫和疫疬的致病与气候因素有关，如气候反常，或太过或不及，或非其时而有其气，则容易导致伤寒病的发生。

环境因素：生活、居处和工作环境条件差，污染严重，容易导致传染病的发生和流行。

三、邪气因素

邪气是发病的重要条件，中医学重视正气，强调正气在发病中的主导地位，并非排除了邪气对疾病发生的重要作用。邪气也是发病的重要条件，在一定条件下，邪气可起主导作用。如《素问·刺法论》云："五疫之至，皆相染易，无问大小，病状相似。"说明邪气也是致病的重要因素。因此《素问·刺法论》提出了要"避其毒气"，以防止传染病的发生和传播。

四、社会因素

社会动荡，战乱灾害，国弱民穷，导致饥饿、贫穷，居处环境恶劣，人体正气虚弱，戾气即可发生和流行。东汉末年，战乱频繁，民不聊生，导致疫病长期大面积流行。曹植《说疫气》："家家有僵尸之痛，室室有号泣之哀。或阖门而殪，或覆族而丧。……人罹此者，悉被褐茹藿之子，荆室蓬户之人耳。若夫殿处鼎食之家，重貂累蓐之门，若是者鲜焉。"

伤寒的感邪途径

一、皮毛而入

肺合皮毛。太阳主表，总六经而统营卫，为一身之藩篱，外邪袭表，太阳首当其冲，卫气奋起抗邪，正邪相争于表，故不论伤寒、中风，初期多出现恶寒发热，恶风，头痛等症状，所以仲景以"脉浮头项强痛而恶寒"作为太阳病的提纲。

二、口鼻而入

外邪侵袭人体首先犯肺。肺开窍于鼻，鼻是肺之门户。外邪袭表，鼻首当其冲，故外感初期，多有鼻塞流涕、喷嚏等症状，如桂枝汤证就有鼻鸣之症。

六经的概念

六经是指太阳、阳明、少阳、太阴、少阴、厥阴而言。

《素问·热论》中的六经，虽以六经作为分证的纲领，但只论述了六经的热证、实证，未具体论述六经的虚证、寒证，治疗上也只简单地提及汗、下两法。

《伤寒论》的六经则概括了脏腑、经络、气血的生理功能和病理变化，并根据人体抗病能力的强弱、病因的属性、病势的进退缓急等因素，以及外感疾病演变过程中所出现的各种证候进行分析、综合、归纳，从而讨论病变的部位、证候特点、损及何脏何腑、寒热趋向、邪正消长以及立法处方等问题。

六经既是辨证的纲领，又是论治的准则。

六经病的传变

传：指病情循着一定趋向发展。

变：指病情不循一般规律而起着性质的变化。

景洪贵

伤寒论讲座撷要

病邪的传变形式有如下几种：

第一种是按六经顺序一经一经地传，即循经传。例如，太阳病不解就会传阳明或少阳；三阳病不解，就会传太阴、少阴、厥阴。

第二种是阳经直接传到阴经。如太阳和少阴是表里关系，如果少阴的阳气不足，就会出现太阳之邪传到少阴。

第三种是不经三阳的次第，一得病就出现三阴经的证候。这种传变形式叫直中。直中的患者往往素体虚衰。

临床上见到的病证往往错综复杂，还会遇到以下三种情况：

一是三阳病发病的时候，不是一经一经的传变形式，而是两经或三经的证候同时出现，没有先后次第之分，称为合病。合病有二阳合病，如太阳阳明合病、太阳少阳合病，也有三阳合病。合病是原发的，其原因往往是邪气较盛而正气不衰。

二是一经证候未罢又出现另一经的证候，在发病上有先后次第之分，好像传经之邪传而不尽的样子，称为并病。如太阳表证未完又出现胸胁苦满，心烦喜呕，目眩等少阳证，是太阳少阳并病。

合病和并病都不是一经病，而是两经或是两经以上的病。合病是原发的，并病是继发的。合病的病情较急，并病的病情较缓。

三是多次误治后造成病情复杂的不能用六经正名命名的病证，称为坏病。《伤寒论》中论述的误治原因，主要是由汗、吐、下、温针、灸法、火疗等治法使用不当造成的。

外感病的传变与否，决定于三个主要因素：

一是正气的强弱。"伤寒二三日，阳明、少阳证不见者，为不传也。"（《伤寒论》第5条）人体正气旺盛，感邪之后，正能胜邪，因此几天以后就不会出现其他经的证候，故云："为不传也。""凡病若汗、若吐、若下、若亡血、亡津液，阴阳自和者，必自愈。"（《伤寒论》第58条）一切病证，若误治，就会损伤人体正气，如果人体正气旺盛，机体通过阴阳自身调节，达到新的平衡，即可自愈，就不会传入他经。"伤寒三日，三阳为尽，三阴当受邪，其人反能食而不呕，此为三阴不受邪也。"（《伤寒论》第270条）表证时间较长，三阳证应愈，如果邪气内传，应见三阴证候，由于正气旺盛，未出现里证证候，故仲景云："此为三阴不受邪也。"

二是感邪的轻重。"伤寒一日，太阳受之，脉若静者，为不传也。"（《伤寒论》第4条）太阳病如果感邪较轻，临床表现就不会有大的变化，一般就不会传变。"伤寒六七日，无大热，其人躁烦者，此为阳去入阴故也。"（《伤寒论》第269条）伤寒病如果感邪太重，邪气就会入里，故云："阳去入阴故也。"即邪气由表入里。若邪入阳明，阳热亢盛，上扰心神，即可见躁烦，并应兼见不恶寒，反恶热，口渴，汗出，腹胀便秘等证；如果是邪入阴经，阳衰阴盛，虚阳外浮，也可见躁烦，但应伴有呕吐、下利、四肢厥冷、脉微细等证。

三是治疗的当否。"太阳病，头痛至七日以上自愈者，以行其经尽故也。若欲作再经者，针足阳明，使经不传则愈。"（《伤寒论》第8条）仲景强调既病防变的治疗原则，太阳病的病程一般在七天左右，如果正气旺盛，感邪不重，大多能自愈，如果七天以上，病证不愈，邪气有可能内传阳明，此时应针足阳明的穴位，疏通经络，振奋阳气，增强机体抗病能力，防止邪气传变，使正胜邪去而愈。此即"先安未受邪之地"的防治方法。"太阳病三日，已发汗，若吐、若下、若温针，仍不解者，此为坏病。"（《伤寒论》第16条）"太阳病，若发汗，若下，若利小便，此亡津液，胃中干燥，因转属阳明。"（《伤寒论》第181条）太阳病发汗不当，或误用吐法、下法、温针等不当治疗，表邪就会内陷，变生他证。在《伤寒论》中，误治导致邪气内陷，变生他证的证候占有很大比例，说明辨证是否准确，治疗是否恰当，是疾病传变与否的关键。

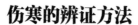

伤寒的辨证方法

六经：即太阳、阳明、少阳、太阴、少阴、厥阴，总领十二经及其所属脏腑的生理功能，是生理性概念。

六经病：是以中医基础理论为依据，对人体感受外邪之后所表现的各种症状进行分析、归纳与概括的结果。它既是外感病发展过程中的不同阶段，也可看作既互相联系又相对独立的证候，是病理性概念。

六经辨证，是以六经所系的脏腑经络，气血津液的生理功能与病理变化为基础，结合人体抗病能力的强弱，病因的属性，病势的进退、缓急等因素，对外感疾病发生、发展过程中的各种症状进行分析、综合、归纳，借以判断病变部位，证候的性质与特点，邪正消长的趋向，并以此确立立法处方的一种辨证方法。

六经辨证与八纲辨证的关系

八纲辨证是对疾病的病位、病性、邪正盛衰、趋势等方面的总概括，而六经辨证则是八纲辨证的系统化、具体化，是对外感疾病发展过程中各种病证的阴阳、表里、寒热、虚实的具体分析。

八纲辨证的内容贯穿于八纲之中，六经辨证的内容包含于八纲辨证之下。

八纲辨证与六经辨证是相辅相成的，有互补之妙，而无对峙之处。

《伤寒论》中八纲辨证的运用

一、表里辨证

第51条："脉浮者，病在表，可发汗，宜麻黄汤。"

第350条："伤寒，脉滑而厥者，里有热，白虎汤主之。"

第92条："病发热头痛，脉反沉，若不差，身体疼痛，当救其里，宜四逆汤。"其他如第34条、第236条等。

二、阴阳辨证

第7条："病有发热恶寒者，发于阳也，无热恶寒者，发于阴也……。"

第286条："少阴病，脉微，不可发汗，亡阳故也；阳已虚，尺脉弱涩者，复不可下之。"

三、寒热辨证

第11条："病人身大热，反不欲近衣者，热在皮肤，寒在骨髓也；身大寒，反不欲近衣者，寒在皮肤，热在骨髓也。"

四、虚实辨证

第68条："发汗，病不解，反恶寒者，虚故也。芍药甘草附子汤主之。"

第252条："伤寒六七日，目中不了了，睛不和，无表里证，大便难，身微热者，此里实也，急下之，宜大承气汤。"其他如第210条、第70条等亦是。

五、表里同病辨证

第40条："伤寒表不解，心下有水气，干呕，发热而咳，或渴、或利、或噎、或小便不利、少腹满，或喘者，小青龙汤主之。"

第301条："少阴病，始得之，反发热，脉沉者，麻黄附子细辛汤主之。"
《伤寒论》中治疗表里同病的方剂共计三十余首。

六、虚实错杂辨证

第168条："伤寒若吐下后，七八日不解，热结在里，表里俱热，时时恶风，大渴，舌上干燥而烦，欲饮水数升者，白虎加人参汤主之。"

七、寒热错杂辨证

第173条："伤寒胸中有热，胃中有邪气，腹中痛，欲呕吐者，黄连汤主之。"

第357条："伤寒六七日，大下后，寸脉沉而迟，手足厥逆，下部脉不至，喉咽不利，吐脓血，泄利不止者，为难治，麻黄升麻汤主之。"

六经辨证与脏腑经络辨证的关系

脏腑辨证是根据脏腑的生理功能与病理变化对疾病与证候进行分析归纳，借以判断病机，判断病位、病性及邪正盛衰状况的一种辨证方法。

六经辨证是以脏腑经络辨证为基础，主要用于外感疾病辨证论治的一种辨证体系。

景洪贵

人体是一个有机的整体，脏腑之间、脏腑与人体其他各部分之间通过经络维护其密切联系，使其发挥正常功能。人体气、血、津液主要以经络为运行途径，才能输布人体各部，发挥其濡养、温煦等作用。经络犹如一个"网"，人体各部分都是通过"网"进行连接、联系的。因此，脏腑和经络在生理上相互联系、相互为用、相互依存，在病理上相互影响。所以，脏腑和经络不能割裂开来理解。脏腑辨证、六经辨证只是对疾病错综复杂的证候进行归类而已，借以概括疾病的病因、病位、病性、病势，以及邪正盛衰，为立法处方提供依据。所不同的是脏腑辨证主要辨治内伤杂病，六经辨证主要辨治外感疾病罢了。

伤寒的治则

一是治病求本，本于阴阳。疾病的发生，就是阴阳偏盛偏衰的结果。《素问·阴阳应象大论》云："善诊者察色按脉，先别阴阳。"治病首先要辨明疾病的属阴属阳，包括病因、病位、病性之阴阳。然后根据阴阳属性确定相应的治疗方法。

二是祛邪扶正，分清主次。邪气盛为实，正气不足为虚。治疗上虚则补之，应扶正；实者泻之，应祛邪。然在祛邪和扶正上一定要分清主次。分清主次包括虚实的主次、寒热的主次、表里的主次、阴阳的主次、在脏在腑的主次等。

三是调和阴阳，以平为期。《素问·阴阳应象大论》："阴平阳秘，精神乃治。"我们治病就是在调整阴阳平衡，目的就是达到阴平阳秘。

四是明确标本，分清缓急。病有标本，证有缓急，一般情况下重点应在治本，但在特殊情况下要采取急则治其标，缓则治其本的方法。

治则：祛邪与扶正。

治则的基本精神：扶阳气，存阴液。

伤寒的治法

一、八法具备

（一）汗法

"太阳中风，阳浮而阴弱，阳浮者，热自发，阴弱者，汗自出，啬啬恶寒，淅淅恶风，翕翕发热，鼻鸣干呕者，桂枝汤主之。"（《伤寒论》第12条）"太阳病，头痛发热，身疼腰痛，骨节疼痛，恶风无汗而喘者，麻黄汤主之。"（《伤寒论》第35条）此两条为汗法的代表，前者因卫阳虚，表不固，故发汗解肌，方用桂枝汤；后者因寒邪外袭，腠理闭塞，故开表发汗，方用麻黄汤。

（二）吐法

"病如桂枝证，头不痛，项不强，寸脉微浮，胸中痞硬，气上冲咽喉，不得息者，此为胸有寒也。当吐之，宜瓜蒂散。"（《伤寒论》第166条）"病人手足厥冷，脉乍紧者，邪结在胸中，心下满而烦，饥不能食者，病在胸中，当吐之，宜瓜蒂散。"（《伤寒论》第355条）此均为痰涎停于胸中，阻滞阳气的升降，仲景依据《内经》中"其高者，因而越之"的精神，因势利导，应用涌吐之法。

（三）温法

"少阴病，脉沉者，急温之，宜四逆汤。"（《伤寒论》第323条）少阴病，阳气大虚，阴寒内盛，治应温法，故原文云："急温之"。

（四）和法

"伤寒五六日，中风，往来寒热，胸胁苦满，嘿嘿不欲饮食，心烦喜呕，或胸中烦而不呕，或渴，或腹中痛，或胁下痞硬，或心下悸、小便不利，或不渴、身有微热，或咳者，小柴胡汤主之。"（《伤寒论》第96条）病在表可汗解，病在里可清可下，病在半表半里，只有应用和法，小柴胡汤是和解剂的代表方剂，至今仍为临床所习用。

（五）下法

"阳明病，脉迟，虽汗出不恶寒者，其身必重，短气腹满而喘，有潮热者，此外欲解，可攻里也，手脚濈然汗出者，此大便已硬也，大承气汤主之；若汗多，微发热恶寒者，外未解也。其热不潮，未可与承气汤；若腹大满不通者，可与小承气汤，微和胃气，勿令至大泄下。"（《伤寒论》第208条）此为里实热证，痞满燥实坚具备，故用大承气汤主之。此外，仲景还根据临床不同情况，提出了温下法（《伤寒论》第141条），润下法（《伤寒论》第247条），逐水法（《伤寒论》第152条），逐血法（《伤寒论》第237条）等不同的下法，对于指导临床具有重要意义。

（六）补法

在补法的应用上，仲景根据不同情况，应用了补营气（《伤寒论》第62条），补心阳（《伤寒论》第117条），回阳救逆（《伤寒论》第323条），气血双补（《伤寒论》第177条），温中散寒（《伤寒论》第386条），滋阴降火（《伤寒论》第310条）等不同补法，为后世应用补法奠定了基础。

（七）清法

"伤寒脉滑而厥，白虎汤主之。"（《伤寒论》第350条）由于里热炽盛，法当清之，故用白虎汤。

（八）消法

"太阳病身黄，脉沉结，少腹硬，小便不利者，为无血也。小便自利，其人如狂者，血证谛也，抵当汤主之。"（《伤寒论》第125条）此为瘀热互结于下焦，故用抵当汤破瘀泻热以消之。

二、药物疗法

《伤寒论》载方112首，用药87味。仲景所制之方，疗效显著，一直沿用至今。

三、针刺疗法

第8条："太阳病，头痛至七日以上自愈者，以行其经尽故也。若欲作再经者，针足阳明，使经不传则愈。"

第143条："妇人中风，发热恶寒，经水适来，得之七八日，热除而脉迟身凉，胸胁下满，如结胸状，谵语者，此为热入血室也，当刺期门，随其实而取之。"

第108条："伤寒，腹满谵语，寸口脉浮而紧，此肝乘脾也，名曰纵，刺期门。"

第308条："少阴病，下利便脓血者，可刺。"

四、艾灸疗法

第292条："少阴病，吐利，手足不逆冷，反发热者，不死。脉不至者，灸少阴七壮。"

第349条："伤寒脉促，手足厥逆，可灸之。"

第325条："少阴病，下利，脉微涩，呕而汗出，必数更衣，反少者，当温其上，灸之。"

五、药、针并用法

第24条："太阳病，初服桂枝汤，反烦不解者，先刺风池、风府，却与桂枝汤则愈。"

六、针、灸、药并用法

第117条："烧针令其取汗，针处被寒，核起而赤者，必发奔豚。气从少腹上冲心者，灸其核上各一壮，与桂枝加桂汤，更加桂枝二两也。"

七、药、灸并用法

第304条："少阴病，得之一二日，口中和，其背恶寒者，当灸之，附子汤主之。"

八、含咽法

第312条："少阴病，咽中伤，生疮，不能言语，声不出者苦酒汤主之。苦酒汤方：半夏十四枚（洗，破如枣核），鸡子一枚（去黄，内上苦酒，着鸡子壳中）。上二味，内半夏著苦酒中，以鸡子壳置刀环中，安火上，令三沸，去滓，少少含咽之，不差，更作三剂。"这是我国最早应用"含咽"的措施治疗咽喉疾病的方法。

九、灌肠法

233条："阳明病，自汗出，若发汗，小便自利者，此为津液内竭，虽硬不可攻之，当须自欲大便，宜蜜煎导而通之。若土瓜根及大猪胆汁，皆可为导。"证为阴虚津亏，肠燥失润，仲景使用灌肠法以治之。

此外，仲景还应用了局部用药法，如栓剂、洗法、熏法、粉剂等。"蛇床子散方，温阴中坐药。上一味，末之，以白粉少许，和令相得，如枣大，棉裹内之，自然温。"（《金匮要略·妇人杂病并治篇》）此即最早用栓剂治疗妇科杂病。外洗法，如"蚀于下部则咽干，苦参汤洗之"（《金匮要略·百合狐惑阴阳毒病脉证治篇》）；熏剂，"蚀于肛，雄黄熏之"（《金匮要略·百合狐惑阴阳毒病脉证治篇》）；粉剂，"浸淫疮，黄连粉主之"（《金匮要略·疮痈肠痈浸淫病脉证并治篇》）。

六经病的基本病理

太阳病：营卫不和，气血不行。

少阳病：枢机不利，胆火内炽。

阳明病：燥热内盛。

太阴病：脾虚寒湿。

少阴病：心肾虚衰。

厥阴病：阴阳错杂。

六经病的基本属性

太阳病：表证、实证、阳证，有寒证、热证。

阳明病：里证、实证、热证、阳证。

少阳病：半表半里证，属热证、实证、阳证。

太阴病：里证、虚证、寒证、阴证。

少阴病：里证、虚证、阴证。属里虚证，有里虚寒证和里虚热证之别。

厥阴病：多变，难于一定，偏于里虚寒阴。

六经病的基本治法

太阳病：汗法，消法。

少阳病：和法。

阳明病：清法，下法。

太阴病：温法。

少阴病：补法，有扶阳和益阴之别。

厥阴病：八法具备，不可一定。

伤寒论讲座撷要

伤寒的基本类型

《伤寒论》中伤寒的基本类型可分为：太阳病、阳明病、少阳病、太阴病、少阴病、厥阴病。

六经病治禁

一、太阳病：禁吐、下

太阳病的治疗，应根据《素问·至真要大论》"其在皮者，汗而发之"之旨，以解表祛邪为原则。如果误用吐法、下法，易损伤人体正气，导致邪气内陷，产生变证。

二、少阳病：禁汗、吐、下、利小便

少阳病为半表半里证，病不在太阳之表，故不可发汗；又不在阳明之里，故不可攻下；也非胸膈实邪阻滞，故不可涌吐；因少阳邪热，易耗伤津液，故不可利小便。唯宜和解之法治之。

三、阳明病：禁汗、利小便

阳明病以热证、实证为主，治疗以祛邪为原则，以清、下二法为主要治法。但应注意中病即止，做到"保胃气，存津液"。由于阳明病的本质是燥热成实，燥热之邪，最易伤阴耗液，故不可发汗与利小便。

四、太阴病：禁吐、下

太阴病以脾胃阳虚，寒湿内盛，升降失常为基本病机，故仲景提出"当温之"为治疗大法。因病不在胸膈，故不可用吐法；病不属里实热证，更不可用下法。吐、下之法更伤人体阳气，使脾阳更虚，导致病情加重，变生他证。

五、少阴病：禁吐、下、发汗

少阴病以心肾虚衰、水火不交为病理变化。其治应根据阳虚和阴虚的不同，采取回阳救逆或育阴清热的方法治疗。由于其本为里虚证，故不可用吐、下、发汗法。若误用吐、下、发汗之法，重伤其阴阳，使阴阳更虚衰，导致病情加重，变生他证。

六、厥阴病：不可一概而论

厥阴病是六经病证的最后阶段。病情错综复杂，往往表现为寒热错杂、虚实互见，其治大多是寒温并用，功补兼施，观其脉证，随证治之。故其治法是八法具备，不可一定。因此其治疗禁忌也不可一概而论。

第二讲　太阳病辨证论治

概　述

一、含义

（一）范围

太阳包括手太阳小肠经、足太阳膀胱经和膀胱、小肠二腑。手太阳小肠与手少阴心经互为表里，足太阳膀胱与足少阴肾经互为表里。

（二）定义

太阳病是外邪侵袭人体，正邪交争于肌表，营卫功能失调而引起的以脉浮、头项强痛而恶寒为临床特征的疾病。

二、生理功能特点

（1）阳气较多，正气旺盛：太阳又称巨阳，阳气较多，太阳由于阳气旺盛，因此抵抗力强[1]。《素问·热论》曰："巨阳者，诸阳之属也，其脉连于风府，故为诸阳之气也。"

（2）职司卫外，统摄营卫[1]：太阳的经络散布于人体之表，足太阳膀胱经是人体最大之经，与督脉并行身后，督脉又总督诸阳，为阳经之长，诸阳主气，由于阳气充盛，故能护卫体表。太阳经脉之气行于体表，营行脉中，卫行脉外，共同卫外固表，抵御外邪。

（3）六经藩篱，受邪首当：太阳居六经之首，主一身之表，故外邪侵袭，太阳首当其冲，因此太阳病为外感病初期阶段[1]。

（4）参与气化，主司排水：足太阳膀胱为州都之府，通过气化作用，使小便得以正常贮藏和排泄。如果外邪侵袭，影响膀胱气化功能，就可出现小便的异常[1]。

（5）内应少阴，表里互通：太阳与少阴互为表里，二者经气相通，生理上相互联系，病理上相互影响，因此太阳病可邪传少阴，少阴里虚亦可导致太阳受邪[1]。

三、病理

正邪交争，营卫失调。

四、病位

在表。

五、病程

为一切外感疾病的初期阶段。

六、临床特点

脉浮，头项强痛而恶寒。
"太阳之为病，脉浮，头项强痛而恶寒。"（1）

七、成因

感受外邪。

八、治则

解表祛邪，《素问·至真要大论》曰："其在皮者，汗而发之。"

九、禁忌

吐、下。
太阳病的治疗，应根据《素问·至真要大论》"其在皮者，汗而发之"之旨，以解表祛邪为原则。由于病位在表不在里，亦不在胸膈，故不能用吐、下之法。如果误用吐法、下法，易损伤人体正气，导致邪气内陷，产生变证。

十、太阳病的转归

太阳病的转归，与感邪的轻重、体质强弱、治疗当否密切相关，主要有以下三种情况：

一是痊愈：这是大多数太阳病的转归。太阳病，汗之得法，大多表解而愈。

二是传经：若太阳表邪不解，可传入他经，可传阳明、少阳，也可直接传入三阴，其中传入少阴者为最常见，特别是心肾虚衰之人，外邪最易内陷少阴，病情多险，故有"实则太阳，虚则少阴"之说。

三是变证：大多是由于失治、误治，或因于体质的强弱等原因，以致证候发生变化，形成了不具备六经病性质和特征的证候，仲景称之为"坏病"。如16条"太阳病三日，已发汗，若吐、若下、若温针，仍不解者，此为坏病，桂枝不中与之也。"

太阳病辨证纲要

"太阳之为病，　　　　脉浮，　　　头项强痛　而　恶寒。"（1）
（之：取消句子的独立性）（正邪相争于表）（经气运行受阻）（正邪相争）

脉浮，头项强痛，恶寒是表证的临床特征。然在临床中，表证初期大多以鼻塞流涕、喷嚏最为常见。

太阳病分类

一、中风

"太阳病，发热，汗出，恶风，脉缓者，名为中风。"（2）
（营卫不调，卫气不固，感受风邪）

定义：人体腠理疏松，卫气不固，感受风寒，以致营卫不调，出现发热、汗出、恶风，头项强痛，脉浮缓为主要脉证者，称中风。

辨证要点：发热，汗出，恶风，脉缓。

病机：风邪袭表，营卫不调，卫外不固。

二、伤寒

"太阳病，或已发热，或未发热，**必恶寒，体痛，呕逆，脉阴阳俱紧者，名**
（风寒袭表，卫阳被遏，营阴郁滞）

为伤寒。"（3）

定义：风寒袭表，卫阳被遏，营阴郁滞，表现为发热恶寒，头项强痛，无汗
而喘，身疼腰痛，脉浮紧者，名伤寒。

辨证要点：发热恶寒，无汗，头项强痛，脉浮紧。其中，仲景强调"必恶
寒"，说明恶寒是伤寒的重要特征之一。

病机：风寒袭表，卫阳被遏，营阴郁滞。

伤寒与中风鉴别

证候类型	脉象	症状	鉴别要点
伤寒	浮紧	发热或未发热，恶寒，无汗而喘，体痛，呕逆	脉浮紧，无汗
中风	浮缓	发热，恶风，汗出，或鼻鸣，干呕	脉浮缓，有汗

三、温病

"太阳病，发热而渴，　　　　　**不恶寒者，为温病。若发汗已，身灼热者，**
　　（里热炽盛，热伤津液）（无表证）　　　　（误用辛温发汗）（里热炽盛）

名风温。风温为病，脉阴阳俱浮，自汗出，身重，多眠睡，鼻息必鼾，
　　　　　　（里热鼓动血脉）　　（热迫津液，津气两伤）（热扰神明）（邪热壅肺）

语言难出。若被下者，小便不利，直视失溲。若被火者，微发黄色，
　（热扰神明）　（误下）　　（津液亏损）　（热盛动风）　（再误治）　（热邪熏蒸）

剧者如惊痫，时瘛疭，若火熏之，一逆尚引日，再逆促命期。"（6）
　（热极动风）　（再误治）　　（误治危及生命）

辨证要点：发热而渴，不恶寒。

病机：温邪犯表，热伤津液。

太阳病阴阳辨

"病有发热恶寒者，发于阳也；无热恶寒者，发于阴也。发于阳，

（以发热、恶寒来分阴阳。有发热者，为阳；只恶寒者，为阴）

七日愈。发于阴，六日愈。以阳数七、阴数六故也。"（7）

（对外感病病程的一种预测。现代医学认为，感冒的病程在一周左右。说明仲景对疾病的观察极为详细）

对本条的注解，历代医家观点极不一致。主要体现在以下几方面：

（1）认为发于阳是发于阳经，发于阴是发于阴经。如程郊倩、张璐等。

（2）认为发于阳是发于太阳，发于阴是发于少阴。如庞安时、张志聪等。

（3）认为发于阳、发于阴都是发于太阳，但亦各自不同。如方有执、喻家言等。

（4）认为阴阳是指寒热而言，阳证不发热就是病发于阴，阴证发热就是病发于阳。如柯韵伯等。

（5）认为阴阳是指上下焦而言，阳指上焦，阴指下焦。如周学海等。

（6）认为阴阳指人体质虚实而言。如山田正珍等。

笔者认为，阴阳是一个相对的动态概念，如《素问·阴阳离合论》曰："阴阳者，数之可十，推之可百，数之可千，推之可万，万之大不可胜数，然其要一也。"根据"太阳病，发热，汗出，恶风，脉缓者，名为中风。"（2）"太阳病，或已发热，或未发热，必恶寒，体痛，呕逆，脉阴阳俱紧者，名为伤寒"（3），以及"发于阳，七日愈；发于阴，六日愈"对疾病病程的预测，此处发于阴、发于阳之"阴阳"，应该是指营卫。营属阴，外邪侵袭人体，导致营阴郁滞，则恶寒，故仲景云"必恶寒"；卫属阳，外邪袭表，卫阳奋起抗邪，与邪相争，则发热，故仲景云"太阳病，发热，汗出，恶风，脉缓者，名为中风"，此条不言"恶寒"，其理甚明。再则六经病的病程，太阳病最短，一般为七天左右，而其他经病的病程相对较长。故发于阳者，发于卫也；发于阴者，发于营也。

太阳病的传变

"伤寒一日，　　太阳受之，　　　脉若静者，为不传；　　　颇欲吐，
（外感初期）　　（太阳首当其冲）　　（脉浮，没有其他变化，病在表）　　（胃失和降）

若躁烦，　　　脉数急者，为传也。"（4）
（里热，病在里）（里热盛）　（病不在太阳）

"伤寒二三日，阳明、少阳证不见者，为不传也。"（5）
（表证几天后）　（不见壮热、烦渴、汗出又未出现口苦、咽干、目眩、往来寒热）

"太阳病，头痛至七日以上自愈者，以行其经尽故也。若欲
　　　（表证的病程是七天左右，此时症状消失，即愈）

作再经者，　　　　针足阳明，使经不传则愈。"（8）
（七日以上，病证不愈）（针阳明经穴位，疏通经络，振奋阳气，防止传变）

"风家，　　表解而不了了者，十二日愈。"（10）
（易感冒者）（无表证，但身体仍觉不舒适，是正气未恢复，只需休养即愈）

太阳中风证

"太阳中风，阳浮而阴弱，阳浮者，热自发，阴弱者，汗自出，啬啬
　　　　　　（病机：营卫不调）（卫气抗邪，正邪相争）　　　（营阴不内守）

恶寒，淅淅恶风，　　　翕翕发热，鼻鸣干呕者，桂枝汤主之。"（12）
（卫气不温分肉，汗出肌疏）（正邪相争）（肺气不利，胃气上逆）

"上五味，㕮咀三味，以水七升，微火煮取三升，去滓，适寒温，服一升。
服已须臾，歠热稀粥一升余，以助药力。温覆令一时许，遍身漐漐微似有汗者益
佳，不可令如水流漓，病必不除，若一服汗出病差，停后服，不必尽剂。若不
汗，更服依前法。又不汗，后服小促其间。半日许令三服尽。若病重者，一日一
夜服，周时观之。服一剂尽，病证犹在者，更作服；若汗不出，乃服至二三剂。
禁生冷，黏滑，肉面，五辛，酒酪，臭恶等物。"

成因：体虚外感风邪。

辨证要点：发热，汗出，恶风，头痛，脉浮缓。

病机：外邪袭表，卫阳不固，营阴外泄。

治法：解肌祛风，调和营卫。

方剂：桂枝汤。

桂枝——温经通阳，疏风散寒；

芍药——敛阴和营；

大枣——补中和胃；

生姜——散寒止呕；

甘草——补中益气，调和诸药。

由此可以看出，仲景在使用方剂时，非常重视药物的煎服方法及调护，使之充分发挥药物效果，达到治疗目的。仲景在治疗疾病时重视药物煎法、服法和调护方法，给中医护理学的发展开辟了道路，值得进一步深入研究。

桂枝汤的用法问题

一、桂枝应去皮

桂枝去皮指当用桂的嫩枝部分，因粗枝带皮部分，其皮已近肉桂，非解肌发汗之善者，故去之。

二、本方宜微火煎服

原文云："微火煮取三升。"因桂枝辛温芳香，气味俱薄，若用猛火煎煮，容易使药效丢失，故当用微火煎煮。同时，最好依法一次煎成，分三次服用。

三、服药时应冷热适当

一般先服一服（全方为一剂，三分之一为一服），服后片刻喝热稀粥一碗，使谷气内充以益汗源。这样有助于酿汗，不致有汗多伤津亡阳之弊。即原文的"适寒温，服一升。服已须臾，歠热稀粥一升余，以助药力"。

四、服药后应温覆保暖

"温覆令一时许，遍身漐漐微似有汗者益佳，不可令如水流漓，病必不除。"温覆保暖可为取汗创造良好条件，取汗宜微似有汗，即汗出不迫，周身潮润，而不要汗出太多，如水流漓，这样可使正气不伤，邪得外解，否则病必不除或引起他变。

五、必须中病即止

"若一服汗出病差，停后服，不必尽剂。若不汗，更服依前法。又不汗，后服小促其间，半日许令三服尽。若病重者，一日一夜服，周时观之。服一剂尽，病证犹在者，更作服，若不汗出，乃服至二三剂。"服用本方意在取汗，不宜过多，以防疏泄太过，邪气反而逗留不去，故当中病即止。因此，凡一服汗出病解的应停后二三服。若一服未得汗的，方可服第二服，又不汗的，第二服可缩短服药时间，提前服用，大约在半日左右三服服完；若病重的，可以白天晚上都服药，再看是否得汗，若服完一剂，太阳中风仍未解的，可再服一剂，若汗仍不出，甚至可以服二三剂，直到得汗病解为止。

六、注意忌口

原文云："禁生冷、黏滑、肉面、五辛、酒酪、臭恶等物。"因生冷伤中，黏滑破辛，肉面滞胃，五辛（大蒜、小蒜、韭菜、胡荽、芸苔）过散，酒酪乱经气，臭恶不利于桂枝之芳香。不忌就会有碍于桂枝解肌发汗作用的发挥。

七、注意方剂药物用量比例

仲景在组方用药，确定剂量时，非常重视患者体质的强弱、病程的长短、病势轻重，以及所用药物的性质和作用强度等具体情况。分析仲景所创制的方剂不难看出，药物用量的比例及其加减变化，主要是根据病情的需要以及药物的性能而确定的。因此，一个方剂的药物用量的比例，一经变化，就可以改变其功能及其主治，甚或方名也随之改变。例如桂枝汤中，桂枝和芍药的用量相等，就有调和营卫，发汗解肌的作用，若倍用芍药，就变成桂枝加芍药汤，具有解表和里的功效，成为太阳病误下，转属太阴，因而出现腹满时痛的方子；若加重桂枝用量，就变成桂枝加桂汤，用以治疗太阳病，误用烧针取汗，损伤心阳，下焦寒气乘虚上逆之奔豚气的方子。桂枝汤、桂枝加桂汤、桂枝加芍药汤药物用量及比例见下表。

桂枝汤、桂枝加桂汤、桂枝加芍药汤药物用量比例

方剂	桂枝	芍药	大枣	生姜	甘草	功效	主治证
桂枝汤	三两	三两	十二枚	三两	二两	解肌祛风，调和营卫	外感风寒表虚证
桂枝加桂汤	五两	三两	十二枚	三两	二两	温通心阳，平冲降逆	心阳虚，下焦阴寒之气上逆证
桂枝加芍药汤	三两	六两	十二枚	三两	二两	通阳益脾，活络止痛	太阳病误下，损伤脾阳证

"太阳病，头痛，发热，汗出，恶风，桂枝汤主之。"（13）
（营卫不和，正邪相争）　　（营阴不内守，卫气不固）

"太阳病，发热汗出者，此为营弱卫强，故使汗出，欲救邪风者，
　　　　（风邪外袭，营卫不和）

宜桂枝汤"（95）

"太阳病，初服桂枝汤，反烦不解者，先刺风池、风府，却与
　　　　　（太阳中风，邪气较重）　　　（疏通经脉以祛风邪）

桂枝汤则愈。"（24）
（药针并用，祛邪力倍增，病可速愈）

"太阳病，外证未解，脉弱者，当以汗解，宜桂枝汤。"（42）
（太阳中风表证仍在）　（脉浮弱者即中风，脉浮紧即为伤寒。此提示与伤寒的区别）

"太阳病，外证未解，不可下也，下之为逆，欲解外者，宜桂枝
　　　　　（表证仍在）　（假若有里证，里证不急，治疗仍应先表后里）

汤。"（44）

"太阳病，先发汗不解，而复下之，脉浮者不愈。浮为在外，而反下之，
　　　　（表证仍在）　　（误治）　（脉浮：表证仍在）

故令不愈。今脉浮，故在外，当须解外则愈，宜桂枝汤。"（45）
　　　　　　　　　　　　　（治疗原则：仍应解表）

"太阳病，下之后，其气上冲者，可与桂枝汤，方用前法。若不上冲者，
　　　　（误治）　（病人自觉胸中有气上逆，表示太阳经气与邪相争，表证仍在）

不得与之。（15）

"伤寒发汗已解，<u>半日许复烦</u>，脉浮数者，可更发汗，宜桂枝汤。"（57）
　（余邪未尽）　（又出现发热汗出、恶风、脉浮）

桂枝汤禁例

一、伤寒禁用

"桂枝本为解肌，若其人<u>脉浮紧，发热汗不出者</u>，不可与之也。常须识此，
　　　　　　　　　　　　（风寒束表）

勿令误也。"（16）

辨证要点：伤寒：脉浮紧，发热汗不出。中风：发热汗出，恶风。

二、湿热内蕴禁用

"<u>若酒客病</u>，不可与桂枝汤，<u>得之则呕</u>，以<u>酒客不喜甘故也</u>。"（17）
　（湿热病史）　　　　　　　　（胃失和降）　　　（湿热不宜甘）

辨证要点：（1）有湿热病史；（2）有胃失和降的表现，即呕吐。

三、内热盛者禁用

"凡服桂枝汤吐者，<u>其后必吐脓血</u>。"（19）
　　　　　　　　（内热盛）

辨证要点：吐血，吐脓。凡有吐血、吐脓症状应辨明寒热虚实。

风寒表虚兼证

一、兼项背强几几

"太阳病，<u>项背强几几</u>，　<u>反汗出恶风者</u>，桂枝加葛根汤主之。"（14）
　　　（经输不利，经脉失养）　（营卫不和）

成因：营卫不足，外感风邪，太阳经气不舒。

景洪贵

伤寒论讲座概要

主证：桂枝汤证兼项背强几几。

病机：风邪袭表，营卫不和，经输不利，经脉失养。

治法：解肌祛风，调和营卫，升津舒经。

方剂：桂枝加葛根汤。

桂枝汤——解肌祛风，调和营卫；

葛根——发汗解肌，升津舒经。

二、兼喘

"太阳病，下之微喘者，表未解故也，桂枝加厚朴杏子汤主之。"（43）
　　　　　（误治）　　　（桂枝汤证仍在）

"喘家作，桂枝汤加厚朴杏子佳。"（19）
　　（素有喘疾）

成因：（1）太阳病误治伤及肺气；（2）素有喘疾，营卫不足，复感风邪。

主证：桂枝汤证兼喘。

病机：风寒袭表，营卫不和，肺气上逆。

治法：解肌祛风，降气平喘。

方剂：桂枝加厚朴杏子汤。

桂枝汤——解肌祛风，调和营卫；

厚朴——化湿导滞，降气平喘；

苦杏仁——止咳定喘。

三、兼营血不足身痛

"发汗后，身疼痛，脉沉迟者，桂枝加芍药生姜各一两人参三两新加汤
　（发汗太过）（气血不足，营阴耗伤）

主之。"（62）

成因：太阳病发汗太过，导致气血不足，营阴耗伤。

主证：桂枝汤证又见身痛，脉沉迟。

病机：营气不足，经脉失养。

治法：调和营卫，益气和营。

方剂：桂枝新加汤。

桂枝汤——解肌祛风，调和营卫；

人参——益气生津。

加重芍药用量以增强和营养血之功；加重生姜用量增强宣通阳气之力。

四、兼胸满

"太阳病，下之后，脉促胸满者，桂枝去芍药汤主之。"（21）
（应解表）（误治）（胸阳受损）

"若微恶寒者，桂枝去芍药加附子汤主之。"（22）
（阳气受损）

成因：太阳病误下，胸阳受损。阳气损伤较甚者即可见脉微、恶寒。

主证：桂枝汤证兼脉促，胸满。或兼胸满，脉微、恶寒。

病机：太阳误下，胸阳受损。

治法：（1）解肌祛风，宣通阳气；（2）解肌祛风，温经复阳。

方剂：桂枝去芍药汤——通胸阳。

桂枝、甘草——辛甘化阳，温通心阳；

生姜——发散表邪；

大枣、甘草——补中益气。

恐芍药阴柔，有碍宣通阳气，故去之。

桂枝去芍药加附子汤——温经复阳。

桂枝、甘草——辛甘化阳，温通心阳；

生姜——发散表邪；

大枣、甘草——补中益气；

附子——温经复阳。

恐芍药阴柔，有碍宣通阳气，故去之。

五、兼阳虚漏汗

"太阳病，发汗，遂漏不止，其人恶风，小便难，四肢微急，难以屈伸者，
（发汗不当）（阳气受损，不能温煦固摄）　　（阴虚津液少，筋脉失养）

景洪贵　伤寒论讲座撷要

桂枝加附子汤主之。"（20）

　　成因：太阳病发汗太过，阳气受损，由阳及阴，阴阳两虚。

　　主证：汗出不止，恶风，小便难，四肢微急，难以屈伸。

　　病机：阳虚表卫不固。

　　治法：扶阳解表。

　　方剂：桂枝加附子汤。

　　桂枝汤——调和营卫；

　　附子——温经复阳，固表止汗。

桂枝加附子汤与桂枝去芍药加附子汤证鉴别

方名＼鉴别	病机		临床特点
	相同	不同	
桂枝加附子汤	表邪不解，阳气不足	营卫不和，卫虚不固	汗漏不止
桂枝去芍药加附子汤		胸阳被遏，阳气不足	胸满

六、兼脾虚水停

"服桂枝汤，或下之，仍头项强痛，翕翕发热，无汗，心下满微痛，
　　（误治）　　　　　　（阳气被遏，经输不利）　　　　　　（脾虚）

小便不利者，桂枝去桂加茯苓白术汤主之。"（28）
（水饮内停）

　　成因：太阳病误治，脾虚津伤，水饮内停。

　　主证：头项强痛，发热，无汗，心下满微痛，小便不利。

　　病机：表证未罢，脾虚水停。

　　治法：调和营卫，健脾利水。

　　方剂：桂枝去桂加茯苓白术汤。

　　茯苓、白术——健脾利湿，助脾气转输；

　　芍药、甘草——酸甘化阴，以补阴液；

　　生姜——辛温通阳，宣散水气；

　　大枣——健脾和胃，补中益气。

去桂枝的原因：（1）表邪已解；（2）汗下后津液受损。

太阳伤寒证

"太阳病，头痛，发热，身疼，腰痛，骨节疼痛，恶风，无汗而喘者，麻黄
　　　　　　（风寒外束，营阴郁滞）　　　　　　　　（肺气失宣）

汤主之"。（35）

辨证要点：头痛，发热，身疼，腰痛，骨节疼痛，恶风，无汗而喘。

病机：风寒外束，营阴郁滞，肺气失宣。

治法：辛温发汗，宣肺平喘。

方剂：麻黄汤。

麻黄——发汗解表，宣肺平喘；

桂枝——解肌祛风；

杏仁——宣肺降气；

甘草——调和诸药。

"太阳病，十日以去，　　　脉浮细而嗜卧者，外已解也。设胸满胁痛
　　（太阳病时间已长，出现三种转归）（病邪去，正气未复，待正气恢复则愈）　　（邪在少阳）

者，与小柴胡汤。脉但浮者，与麻黄汤。"（37）
　（和解少阳）　　（脉证不变，以脉代证）

"太阳病，脉浮紧，无汗，发热，身疼痛，八九日不解，表证仍在，
　　　　　　　　　　　　（太阳伤寒表证仍在）

此当发其汗。　服药已微除，其人发烦目瞑，　剧者必衄，衄乃解。所以然者，
（用麻黄汤发其汗）（正气得药力相助，驱邪外出，正邪相争）（阳郁太甚，阳络损伤）

阳气重故也。麻黄汤主之。"（46）
（阳郁太甚）

"太阳病，脉浮紧，发热身无汗，自衄者，愈。"（47）
（太阳表实证）（邪郁经络，损伤阳络则衄；汗血同源，邪随衄外出，故愈）

"伤寒脉浮紧，不发汗，因致衄者，麻黄汤主之。"（55）
（表寒证仍在）（失于治疗）（邪损脉络）

"脉浮者，病在表，可发汗，宜麻黄汤。"（51）
（表证仍在，仍以汗解之）

"脉浮而数者，可发汗，宜麻黄汤。"（52）
（脉浮，病仍在表。以脉代证，应有恶寒、无汗、头身疼痛等）

麻黄汤禁例

一、阳虚之人，虽有表证，不可发汗

"脉浮数者，法当汗出而愈。若下之，身重心悸者，不可发汗，当自
（表证）　　　（治当发汗）　　　（误治）　　　（阳虚心神失主）

汗出乃解。所以然者，尺中脉微，此里虚，须表里实，津液自和，便自汗
（临床特征）

出愈。"（49）

机理：阳气不足，若发其汗，里虚更甚。

治法：顾护正气，正气得复，气血充沛，津液自和，自汗出愈。

二、营血虚者，虽有表证，不可发汗

"脉浮紧者，法当身疼痛，宜以汗解之。假令尺中迟者，不可发汗，
（营血虚弱）

何以知然？以荣气不足，血少故也。"（50）
（不可发汗的原因）

机理：营血虚少，汗为心液，夺血者无汗，强发汗则更伤营血。

三、阴虚咽燥者，不可发汗

"咽喉干燥者，不可发汗。"（83）
（阴虚失于濡润）

机理：阴虚强发汗，必致阴虚更重，内热燔炽。

四、淋家禁汗

"淋家，不可发汗，发汗必便血。"（84）
（素有淋证，正气不足）（损伤脉络）

机理：淋家下焦蓄热，津液素亏，若发汗则津液更亏，邪热更甚，损伤脉络。

后果：便血。

五、疮家禁汗

"疮家，虽身疼痛，不可发汗，发汗则痓。"（85）
（素有疮疡，气血两虚）（发汗阴更伤，筋脉失养）

机理：疮家气血两伤，若发汗则阴伤更甚，筋脉失养。

后果：筋脉强直，肢体拘挛。

六、衄家禁汗

"衄家，不可发汗，汗出，必额上陷脉急紧，直视不能眴，不得眠。"（86）
（经常鼻衄）（重伤阴血，血不养筋）（血不养心）

机理：阴血不足，发汗则重伤阴血。

后果：目直视不能转动，不得眠。

七、亡血家禁汗

"亡血家，不可发汗，发汗则寒慄而振。"（87）
（经常出血）（气血衰亡）

机理：气血大亏，若发汗则气血衰亡更甚。

后果：寒慄而振。

八、汗家禁汗

"汗家重发汗，必恍惚心乱，　小便已阴疼，与禹余粮丸。"（88）
（经常出汗）（阴阳两虚，心失所养）（津液受损，阴中失润）

景洪贵

伤寒论讲座撷要

机理：阳气虚衰，卫阳不固，若发汗则致阴阳两虚。

后果：心神恍惚，不能自主，小便已阴疼。

九、中焦虚寒禁汗

"病人有寒，复发汗，胃中冷，必吐蛔。"（89）
（脾胃虚寒）　　　　（中阳更虚，胃寒气逆）

机理：脾胃阳虚，若发汗则阳虚更甚。

后果：呕吐或吐蛔虫。

风寒表实证兼证

一、兼项背强几几

"太阳病，项背强几几，无汗恶风，葛根汤主之。"（31）
　　　　（经输不利）　（风寒束表）

成因：外感风寒。

辨证要点：项背强几几、无汗恶风、发热、头痛、脉浮紧。

病机：风寒外束，太阳经输不利。

治法：辛温解表，升津舒经。

方剂：葛根汤。

葛根——生津液，舒筋脉；

桂枝——发汗解肌，调和营卫；

麻黄——发汗解表；

芍药、大枣、生姜、甘草——补养阴血，助津。

二、兼下利（太阳阳明合病）

"太阳与阳明合病者，必自下利，葛根汤主之"（32）
（太阳阳明同时受邪）　（寒邪入里）

成因：太阳阳明同时受邪。

辨证要点：项背强几几、无汗恶风、发热、头痛、下利、脉浮紧。

病机：邪在太阳不解，内迫阳明，肠失传导。

治则：表里同病，以表证为主，当以发汗解表为先，使表解里和。

治法：发汗解表止利。

方剂：葛根汤。

葛根汤与麻黄汤证鉴别

方名	葛根汤	麻黄汤
主证	发热，恶风，无汗，头痛，项背强几几，脉浮紧	发热，恶风，无汗，头痛，身疼腰痛，骨节疼痛，喘，脉浮紧
鉴别要点	有项背强几几，无喘	有喘，无项背强几几

三、兼呕（太阳阳明合病）

"太阳与阳明合病， 不下利但呕者，葛根加半夏汤主之。"（33）
（太阳与阳明同时受邪） （胃失和降）

成因：太阳与阳明同时受邪，影响胃的和降。

辨证要点：项背强几几、无汗恶风、发热，呕吐，脉浮紧。

病机：邪在太阳不解，内迫阳明，上逆于胃。

治法：发汗解表，兼以降逆止呕。

方剂：葛根加半夏汤。

葛根汤——发汗解表；

半夏——降逆止呕。

四、兼内热烦躁

"太阳中风，脉浮紧，发热恶寒，身疼痛，不汗出而烦躁者，大青龙汤主
（风寒束表） （里热）

之。若脉微弱，汗出恶风者，不可服之。服之则厥逆，筋惕肉瞤，此为逆
（里虚，营卫不固） （治禁） （亡阳损阴，筋脉失养）

也。"（38）

伤寒论讲座撷要

成因：外感风寒，寒邪郁而化热。

辨证要点：脉浮紧，发热恶寒，身疼痛，无汗，烦躁。

病机：风寒外束，兼有内热。

治法：外解风寒，内清郁热。

方剂：大青龙汤。

麻黄汤（重其量）——发散风寒；

石膏——清里热；

大枣、甘草、生姜——和中以滋汗源。

服用本方应注意：

（1）取微汗出为佳，勿汗过伤阳；

（2）若一服汗出者，止后服；

（3）若汗出过多，可用温粉扑身以止汗；

（4）复服过汗，至亡阳伤阴变生他证者，应及时辨治。

"伤寒脉浮缓，身不疼但重，乍有轻时，无少阴证者，大青
　　　　　　　　（寒邪郁表，阳郁渐趋化热）　　（无里证）

汤主之。"（39）

五、兼水饮咳喘

"伤寒表不解，心下有水气，干呕发热而咳，或渴，或利，或噎，
　（外感风寒）　（内有水饮）　（水饮扰胃射肺）　（水饮内停，津液不上承）

或小便不利、少腹满，或喘者，小青龙汤主之。"（40）
（水饮内停，气化不利）　（肺失肃降）

成因：素有水饮，外感风寒。

辨证要点：发热恶寒，头强痛，无寒，咳喘，干呕，或渴，或利，或小便不利、少腹满。

病机：外感风寒，内有水饮。

治法：外解风寒，内散水饮。

方剂：小青龙汤。

麻黄——发汗、平喘、利水；

桂枝——宣散通阳；

芍药、桂枝——调和营卫；

干姜、细辛——散寒温肺，化痰涤饮；

五味子——敛肺止咳，防麻黄、桂枝、干姜、细辛过于温散；

半夏——燥湿祛痰，降逆止呕；

甘草——调和诸药。

"<u>伤寒心下有水气</u>，<u>咳而微喘</u>，<u>发热不渴</u>。<u>服汤已渴者</u>，
（表邪未解，水饮内停）　（肺失宣降）　（外有表邪，内有水饮）（寒饮已消）

<u>此寒去欲解也。小青龙汤主之</u>。"（41）
（倒装文法，小青龙汤主之应接"发热不渴"）

六、表郁轻证

"<u>太阳病</u>，<u>得之八九日</u>，<u>如疟状，发热恶寒，热多寒少</u>，<u>其人不呕</u>，
　（太阳病日久不愈）　（表证仍在，正邪相争）　（邪未传少阳）

<u>清便欲自可</u>，<u>一日二三度发</u>。<u>脉微缓者，为欲愈也</u>；<u>脉微而恶寒者</u>，
（邪未入阳明）（阵发性恶寒发热并见）　（正胜邪却，表里气和）　（正气虚衰，表阳不足）

<u>此阴阳俱虚，不可更发汗、更下、更吐也</u>；<u>面色反有热色者</u>，未欲解
　　（应急扶阳气，汗吐下法损伤正气）　　（阳气拂郁不伸）

也，<u>以其不能得小汗出，身必痒，宜桂枝麻黄各半汤</u>。"（23）
（邪郁在表，气血周行不利，汗欲出而不得出）

成因：太阳病日久不愈，邪郁于表。

辨证要点：表证日久不愈，证候轻微，发热恶寒如疟状，一日二三度发，或伴面热、身痒。

病机：表郁日久，邪轻证轻。

治法：辛温解表，小发其汗。

方剂：桂枝麻黄各半汤。

桂枝汤——调和营卫；

麻黄汤——解表发汗。

本方为桂枝汤与麻黄汤各取三分之一量，按1：1比例合方。两方小剂量合

用，旨在使桂枝汤调和营卫而不留邪，麻黄汤解表发汗而不伤正。

"服桂枝汤，大汗出，　　　脉洪大者，与桂枝汤如前法。
（用桂枝汤，汗不得法，应"微似有汗"，反大汗）（大汗后阳气浮盛于外。因无壮热、烦渴，故病仍在表）

若形似疟，　　一日再发者，汗出必解，宜桂枝二麻黄一汤。"（25）
（阵发性发热恶寒）（一日二次）

成因：服桂枝汤发汗不当。

辨证要点：表郁日久，证微邪微，恶寒发热如疟状，一日发作二次，或伴汗出、身痒。

病机：表郁日久，证微邪微。

方剂：桂枝二麻黄一汤。

桂枝汤（小剂量）——调和营卫；

麻黄汤（小剂量）——微发汗。

本证与桂枝麻黄各半汤证病机相同而略轻。为太阳病发汗后，大邪已去，余邪犹存，表郁不解之轻证，故用辛温轻剂，微发汗。

"太阳病，发热恶寒，热多寒少。脉微弱者，此无阳也，不可发汗。
（邪郁在表，兼内热）（阳气不足，即使为邪郁于表之轻证，亦不可汗）

宜桂枝二越婢一汤。"（27）
（"宜桂枝二越婢一汤"应在"热多寒少"句后，此为倒装文法）

成因：邪郁于表化热。

辨证要点：发热恶寒如疟状，发热重，恶寒轻，兼口渴、心烦。

病机：表郁邪轻，外寒里热。

治法：小发其汗，兼清郁热。

方剂：桂枝二越婢一汤。

桂枝汤——调和营卫；

麻黄——解表散寒；

石膏——清里热。

七、兼呕吐、下利证（太阳少阳合病）

"太阳与少阳合病，自下利者，与黄芩汤；若呕者，黄芩加半夏生姜
（太阳和少阳同时受邪）（少阳之邪内迫胃肠）　　　　　（胃失和降）

汤主之。"（172）

成因：太阳与少阳同时受邪，内迫胃肠。

主证：下利，肛门灼热，呕吐，发热，口苦，腹痛，小便短赤。

病机：少阳邪热内迫阳明，胃肠功能失职。

治法：清热止利，和胃降逆。

方剂：黄芩汤或黄芩加生姜半夏汤。

黄芩——清泄里热，治肠澼下利；

芍药——缓急止痛，止利；

大枣、甘草——益气和中。

若呕者加半夏、生姜和胃降逆。

太阳病变证证治

一、变证治则及辨证要点

（一）变证治则

"太阳病三日，已发汗，若吐、若下、若温针、仍不解者，此为坏病，
　　　　　　（太阳病误治）

桂枝不中与之也，观其脉证，知犯何逆，随证治之"。（16）
　　　　　　　（变证治则）

"观其脉证，知犯何逆，随证治之"一语，奠定了辨证论治的原则，开创了
辨证论治的先河，亦成为中医学的重要特征之一。

（二）辨寒热真假

"病人身大热，反欲得衣者，热在皮肤，寒在骨髓也；身大寒，
（阴寒内盛，虚阳浮越）　　　　　（假热真寒）

反不欲近衣者，　　寒在皮肤，热在骨髓也。"（12）
（邪热壅遏，阳气不外达）　　（真热假寒）

"病人脉数，数为热，当消谷引食，而反吐者，此以发汗，
（胃中虚寒，虚阳躁动）　　（如果是真热，当消谷）　（胃阳虚衰，胃失和降）（发汗不当）

令阳气微，膈气虚，脉乃数也。数为客热，不能消谷，以胃中虚冷，
（发汗不当，致胃阳虚衰，虚阳躁动）　　（胃中虚冷，不能腐熟水谷）

故吐也。"（122）

　　脉数一般是有热的表现，内有热应该见消谷善饥，今反见呕吐、不思饮食，其原因是"胃中虚冷"。临证应四诊合参，观其脉证，方不致误。

（三）辨虚实

"发汗后恶寒者，虚故也。不恶寒，但发热者，实也，当和胃气，
（汗后阳气虚衰）　　（邪热入里，只热不恶寒）

与调胃承气汤。"（70）

"下之后，复发汗，必振寒，脉微细。所以然者，以内外俱
（下后复发汗致伤阳损阴，阴阳俱虚）

虚故也。"（60）

　　太阳病表证汗后的变化主要有以下三方面：一是体质较强，发汗得当，汗之而愈。二是汗不得法，外邪入里而成阳明证或少阳证。三是素体虚弱，汗后损阴伤阳，或成阴虚，或为阳虚，或阴阳俱虚。

（四）辨表里先后治则

"本发汗，而复下之，此为逆也；若先发汗，治不为逆。
（表里同病，治应先表后里。辨证应分清轻重缓急）　　（表急应先解表，故"治不为逆"）

本先下之，而反汗之，为逆；若先下之，治不为逆。"（90）
（里急应先下，反用汗法，故为逆）　（里急先用下法，故治"不为逆"）

"伤寒不大便五六日，头痛有热者，与承气汤。其小便清者，
知不在里，仍在表也，当须发汗。若头痛者，必衄，宜桂枝汤。"（56）
（热伤阳络）　（"宜桂枝汤"应接"当须发汗"句后）

　　不大便五六日，头痛发热，表证和里证均可出现，关键要审验小便，小便色清病

在表，小便色黄为里。

（五）辨标本缓急治则

"伤寒，医下之，续得下利，清谷不止，身疼痛者，急当救里；
（表证误用下法，损伤脾肾，脾肾阳虚，运化和固摄失权）（虽有表证仍急需救里）

后身疼痛，清便自调者，急当救表。救里宜四逆汤，救表宜桂枝汤。"（91）
（表证仍在）（二便正常，当治表）

"病发热头痛，脉反沉，若不差，身体疼痛，当救其里。
（太阳表证）（表证脉浮，今反沉，病在里。脉应沉微细）（表证）（表证见脉沉微细，

四逆汤方。"（92）
是太阳与少阴两感证。由于里急，故云"当救其里"）

二、变证治疗

（一）热证

1. 误治伤阴，阴虚内热证

"发汗后，水药不得入口为逆，若更发汗，必吐下不止。
（发汗不当）（出现呕吐）（再误治）（误治后吐、利，更伤阴）

发汗吐下后，虚烦不得眠，若剧者，必反复颠倒，心中懊憹，栀子豉汤主之；
（原因）（虚热上扰心神）

若少气者，栀子甘草豉汤主之；若呕者，栀子生姜豉汤主之。"（76）
（气虚，加甘草补中益气）（胃气上逆，加生姜和胃降逆。）

"发汗若下之，而烦热胸中窒者，栀子豉汤主之。"（77）
（误汗、误下）（虚热上扰）

伤寒五六日，大下之后，身热不去，心中结痛者，未欲解也，栀子豉
（误用下法）（非阳明腑实证）

汤主之。"（78）

"阳明病，脉浮而紧，咽燥口苦，腹满而喘，发热汗出，不恶寒反恶热，
（阳明经证）

景洪贵

伤寒论讲座撷要

身重。若发汗则躁，心愦愦反谵语。若加温针，必怵惕烦躁不得眠。
　　（误汗）　　　（误治伤阴，虚热上扰心神）（再误治）　　　（阴虚心神失养）

若下之，则胃中空虚，客气动膈，心中懊憹舌上苔者，栀子豉汤主之。"（221）
（再次误治）　　　　　　　　　（虚热扰心神）

"阳明病，下之，其外有热，手足温，不结胸，心中懊憹，饥不能食，
（阳明经证）（误治）　　　　　　　　　　　　　　　（虚热扰心神）

但头汗出者，栀子豉汤主之。"（228）
（虚热迫津外泄）

"下利后更烦，按之心下濡者，为虚烦也，栀子豉汤主之。"（375）
　　（误治）　　　　（无腑实证）

成因：误治，误汗、误下、误温针。

病机：误治伤阴，阴虚内热，上扰胸膈。

临床特点：心烦不得眠，心中懊憹，反复颠倒，或胸中窒，或心中结痛。气虚者兼少气；胃失和降者则呕。

治法：清热养阴。

方剂：栀子豉汤、栀子甘草豉汤、栀子生姜豉汤。

误治伤阴，阴虚内热——栀子豉汤。

栀子——清热；

淡豆豉——养阴。

误治伤气，正气不足——栀子甘草豉汤。

栀子——清热；

淡豆豉——养阴；

甘草——补中益气。（少气者，栀子甘草汤主之）

误治伤胃，胃失和降——栀子生姜豉汤。

栀子——清热；

生姜——和胃降逆止呕；

淡豆豉——养阴。

附：栀子豉汤功效小议

关于栀子豉汤的功效，历代注家的解释不同，一曰涌吐剂，一曰清热宣泄剂。我师李孔定教授曾做过分析，今再析义如下：

（一）非涌吐剂

成无己、柯韵伯等认为本方是涌吐剂。然本方非涌吐之剂，究其原由：一是栀子、淡豆豉二药均无催吐作用；二是栀子豉汤证，病由误用汗吐下引起，岂可一吐再吐加重病情；三是原文"若呕者，栀子生姜豉汤主之"，说明本病兼呕者加生姜，生姜乃呕家圣药。若是催吐剂，兼呕吐者为何加生姜再来止吐？于理不合[4]。

（二）非宣泄剂

栀子豉汤，是为误用汗吐下法而致"虚烦不得眠，心中懊憹"之证而设。误治必伤正气，而致阴虚、气虚、阳虚等。阴虚则生内热，虚热扰心故见"虚烦不得眠，心中懊憹"。若兼见气虚，则加甘草以益气，故云："若少气者，栀子甘草豉汤主之。"兼阳虚者，则加干姜以温阳散寒，原文云："身热不去，微烦者，栀子干姜汤主之。"本方证既然是误治所致，岂可再用宣泄剂来重虚其虚[4]？

（三）"虚烦"非"无形邪热所致心烦"

"虚烦"皆解释为：心烦由无形邪热所致。何谓"无形邪热"？皆曰"与有形邪热相对而言"，似此即可理解为热邪与瘀血、燥屎等相结者称有形邪热，反之则是无形热邪了。那么，热在卫分、气分、营分、血分阶段时，热邪未与其他病邪相结时，皆可称之为"无形邪热"，所致心烦，皆可谓"虚烦"了。笔者认为，把"虚烦"解释为无形邪热所致，似有自圆其说之嫌。其理有二：一是热邪未与其他病邪互结时所致心烦，至今未再见有"虚烦"之谓；二是仲景用"虚烦"一词共有二处，一是栀子豉汤证，一是酸枣仁汤证。《金匮要略·血痹虚劳病脉证并治篇》："虚劳虚烦不得眠，酸枣仁汤主之。"虚劳可由气虚、血虚、阴虚、阳虚等原因引起，酸枣仁汤具有养阴清热、安神宁心之效，由此可见，由阴虚内热所致心烦称"虚烦"。因此，"虚烦"应理解为

景洪贵

伤寒论讲座撷要

阴虚内热，虚火内扰而见心中烦乱不得眠之证。

（四）栀子豉汤具有清热养阴作用

其根据有四[4]：

其一，据现代药理研究结果，淡豆豉含多量脂肪、蛋白质及酶等。因此，则本品具有养阴和助消化作用。

其二，淡豆豉的制作，虽有用麻黄、紫苏叶（或桑叶、青蒿）煎汤浸泡大豆，再蒸熟发酵一法，但经此一蒸一酵，其着于大豆的发散物质，已经消失殆尽，不再具有发表之力。况且汉代制作淡豆豉的方法现已无法考证，也许不需用其他药物浸泡。

其三，《千金要方》谓："栀子豉汤能治少年房多少气。"便是针对阴虚内热证而设。

其四，危亦林《世医得效方》载：用淡豆豉一撮煎汤服可治尿血。如系发散、催吐之药，岂能用如此大量？所以不吐不汗而奏止血之效，当是壮水制火之故。

2. 里热气滞证

"伤寒下后，心烦腹满。卧起不安者，栀子厚朴汤主之。"（79）
（误下，热邪入里，气机不利）（热扰心神）

成因：太阳病误用下法，热邪入里，气机阻滞。

辨证要点：心烦，腹满，卧起不安。

病机：热邪入里，气机阻滞。

治法：清解热邪，宽中消痞。

方剂：栀子厚朴汤。

栀子——清热；

厚朴——行气除满；

枳实——破结消痞。

3. 寒热错杂证

"伤寒，医以丸药大下之，身热不去，微烦者，栀子干姜汤主之。"（80）
（表证）（误用泻下，中阳受损）　（上热）　（以方测证，应有寒象）

成因：太阳病误用下法损伤脾阳，或脾阳素虚，感邪后又下之，脾阳更虚。

辨证要点：身热不去，微有心烦，泄泻，腹满时痛，不思饮食，舌质淡，脉沉细。

病机：胸膈有热，中焦有寒。

治法：寒温并用，清热温中。

方剂：栀子干姜汤。

栀子——清热；

干姜——温中散寒。

二药合用，共奏清热温中散寒之效，使热清、寒去，其证随之而解。

由上可见，栀子豉汤证是由于太阳病误汗、误下、误温针等反复误治引起的。误治伤及人体正气，伤阴者即出现心中懊憹，虚烦不安，用栀子豉汤以清热养阴。伤气者，一是导致气虚出现少气之症，用栀子甘草豉汤以清热益气；一是引起气机郁滞，出现心烦腹满，即用栀子厚朴汤以清热行滞除满。伤及中阳，即出现腹满时痛，泄泻等证，其治应温中散寒，清热，用栀子干姜汤。

4. 邪热壅肺证

"发汗后，不可更行桂枝汤，汗出而喘，无大热者，可与麻黄杏仁
　　　　　（里证已出现）　　　（邪热壅肺，肺失宣降）（表无大热）

甘草石膏汤。"（63）

"下后，不可更行桂枝汤，若汗出而喘，无大热者，可与麻黄杏子甘草石膏汤。"（162）

成因：太阳病发汗不当或误用泻下，表邪入里，邪热壅肺，肺失宣降。

辨证要点：汗出而喘，身热。

病机：邪热壅肺，肺失宣降。

治法：清热宣肺，降气平喘。

方剂：麻黄杏仁甘草石膏汤。

麻黄——宣肺平喘；

石膏——清热；

杏仁——宣肺降气，止咳平喘；

甘草——和中缓急，调和诸药。

伤寒论讲座撷要

景洪贵

注意事项：里热已盛，无表证不可用桂枝汤。故云："不可更行桂枝汤。"

5. 里热炽盛，津气两伤证

"<u>服桂枝汤</u>，<u>大汗出</u>，<u>大烦渴不解</u>，<u>脉洪大者</u>，白虎加人参汤主之。"（26）
（表证发汗后）（热迫津液）（津气两伤）（里热炽盛）

成因：太阳病发汗后，表邪入里化热，阳明热炽，津气两伤。

辨证要点：身大热，大汗出，大烦渴不解，脉洪大。

病机：里热炽盛，津气两伤。

治法：辛寒清热。益气生津。

方剂：白虎加人参汤。

石膏、知母——清热养阴；

粳米、甘草——养胃和中；

人参——益气生津。

6. 热盛于里，邪热下迫大肠证

"<u>太阳病</u>，桂枝证，<u>医反下之</u>，<u>利遂不止</u>，<u>脉促者</u>，表未解也；
　　　　　　　　　（误治）　　　（伤及胃肠）　（脉来急促，正气仍能抗邪）

<u>喘而汗出者</u>，　　<u>葛根黄芩黄连汤主之</u>。"（34）
（里热壅盛，肺失肃降）（清热止利，解表）

成因：表证误治，伤及胃肠，邪热壅肺，肺失肃降。

辨证要点：下利不止，喘而汗出，或有表证，有热象。

病机：热盛于里，邪热下迫大肠，肺失肃降。

治法：清热止利，兼以解表。

方剂：葛根黄芩黄连汤。

葛根——解表透邪，升津止利；

黄芩、黄连——清热止利；

甘草——和中缓急，调和诸药。

鉴别 方名	病变	主证	鉴别要点
葛根汤	表里同病，以表证为主	发热恶寒，头项强痛，无汗，下利	无汗
葛根芩连汤	表里同病，以里证为主	汗出，下利，喘，脉急促	自汗

（二）虚证

1. 心阳虚证

"发汗过多，其人叉手自冒心，心下悸，欲得按者，桂枝甘草汤主之。"（64）
（成因：发汗不当）　　（汗出过多，心阳受损）　　（温阳益气）

成因：发汗过多，损伤心阳。

主证：心下悸，欲得按。

病机：心阳不足，心失所养。

治法：益气温阳。

方剂：桂枝甘草汤。

桂枝——温通心阳；

炙甘草——补中益气。

"火逆下之，因烧针烦躁者，　　桂枝甘草龙骨牡蛎汤主之。"（118）
（太阳病误用火疗、下法、烧针，心阳受损）（温通心阳，镇静安神）

成因：太阳病误治，损伤心阳。

辨证要点：心悸，烦躁。

病机：心阳虚弱，心神不敛。

治法：温通心阳，潜镇安神。

方剂：桂枝甘草龙骨牡蛎汤。

桂枝、甘草——温通心阳。倍用甘草，盖心神浮动，用药宜甘缓，不宜过于辛散故也。

龙骨、牡蛎——潜镇安神。

"伤寒脉浮，医以火迫劫之，　　亡阳必惊狂，卧起不安者，桂枝去芍
　　（太阳病）　（误用温针、艾灸、熏、熨等法）　　（心阳虚，心神不敛）

药加蜀漆牡蛎龙骨救逆汤主之。"（112）

成因：太阳病误用火法，导致心阳虚，心神不敛。

辨证要点：惊狂，心悸，卧起不安。

病机：心阳虚，心神不敛，复被痰扰。

治法：温通心阳，潜镇安神，兼以涤痰。

方剂：桂枝去芍药加蜀漆牡蛎龙骨救逆汤。

桂枝、甘草——温通心阳；

大枣、生姜——补益中焦，调和营卫；

蜀漆——涤痰散结；

龙骨、牡蛎——潜镇安神。

"发汗后，其人脐下悸者，欲作奔豚，茯苓桂枝甘草大枣汤主之"。（65）
（发汗太过）（心阳受损，心阳不能下交于肾，肾水不能气化）（温通心阳，化气行水）

成因：发汗不当，损伤心阳，心阳不能下交于肾，肾水不能气化。

辨证要点：脐下悸，欲作奔豚，小便不利。

病机：心阳不足，下焦寒饮欲逆。

治法：温通心阳，化气行水。

方剂：茯苓桂枝甘草大枣汤。

茯苓——宁心、利小便；

桂枝——通阳化气利水，降逆平冲；

大枣、甘草——健脾益气，助脾运化水湿。

"烧针令其汗，针处被寒，核起而赤者，必发奔豚。气从少腹上冲心者，
（误治）（针处感邪）（局部红肿）（心阳虚，下焦寒气上冲）

灸其核上各一壮，与桂枝加桂汤更加桂二两也。"（117）
（治疗方法：药灸并用。温通心阳，平冲降逆）

成因：太阳病误治，损伤心阳，下焦寒气上冲。

辨证要点：阵发性气从少腹上冲心胸，伴心悸。

病机：心阳虚，下焦阴寒之气乘虚上逆。

治法：温通心阳，平冲降逆。

方剂：桂枝加桂汤。

桂枝（重用）——温通心阳，平冲逆；

芍药——破阴结，利小便，去水气；

甘草、生姜、大枣——辛甘合化，温通心阳。

2. 脾虚证

"伤寒若吐、若下后，心下逆满，气上冲胸，起则头眩，脉沉紧，
　　　（太阳病误治）　　　　　　（损伤脾阳，脾失健运，饮停心下，清阳不升）

发汗则动经，身为振振摇者，茯苓桂枝白术甘草汤主之。"（67）
（水饮内停，伤动经脉之气）　　（温中健脾，温化水饮）

成因：太阳病误治，损伤脾阳，脾虚水停，水气上冲。

辨证要点：心下逆满，气上冲胸，心悸，头眩。

病机：脾虚水停，水气上冲。

治法：温阳健脾，利水降冲。

方剂：茯苓桂枝白术甘草汤。

茯苓——养心益气，渗利水湿；

桂枝——温阳化气，平冲降逆；

白术——健脾燥湿，助脾之转输；

甘草——补中益气。

"伤寒二三日，心中悸而烦者，　小建中汤主之。"（102）
　　（无表证）　　（中焦虚寒，心脾不足）（建中补虚）

成因：中焦虚寒，心脾不足，复被邪扰。

辨证要点：心中悸而烦，腹痛，喜温喜按。

病机：中焦虚寒，气血不足，复被邪扰。

治法：温中补虚，调和气血。

方剂：小建中汤。

饴糖、甘草、大枣——补中益气，助气血生化之源；

芍药、甘草、大枣——酸甘化阴，养血和营，缓急止痛；

桂枝、生姜、甘草——温通心脾阳气，辛甘化阳，以温通心阳。

"发汗后，腹胀满者，厚朴生姜半夏甘草人参汤主之。"（66）
（发汗不当）（脾虚气滞）　（健脾益气，温中运脾，消胀除满）

成因：素体脾虚，感邪后发汗不当，损伤脾阳，脾虚气滞。

辨证要点：腹胀满，午后为甚，食入增剧，食消则减。

病机：脾气虚弱，气机阻滞。

治法：温运健脾，消滞除满。

方剂：厚朴生姜半夏甘草人参汤。

厚朴——燥湿温运，消腹胀；

生姜——辛温宣散；

半夏——燥湿开结，降气化浊；

甘草、人参——健脾益气，恢复脾胃运化之职。

"太阳病，外证未除，而数下之，遂协热而利，利下不止，心下痞硬，
　　（太阳病多次误治）　　　　　　　　　　　　（损伤脾阳，脾失健运）

表里不解者，　　桂枝人参汤主之。"（163）
（表证仍在，表里同病）　（温中解表）

成因：太阳病误治，损伤脾阳，脾失健运，表邪未解。

辨证要点：下利不止，心下痞硬，兼发热恶寒。

病机：脾虚寒湿兼表邪不解。

治法：温中解表。

方剂：桂枝人参汤。

人参——健脾益气；
干姜——温中散寒；　　　四药合用，共奏补中益气、温中散寒止利之功。
白术——健脾除湿；
甘草——补中益气；

桂枝——外，解肌调营卫；内，助理中汤以温中散寒。

3. 肾阳虚证

"下之后，复发汗，昼日烦躁不得眠，夜而安静，不呕，
（误治，阳气暴伤，阴寒内盛。昼阳旺能与邪争故烦躁，夜阳衰则静）　　（无少阳证）

不渴，　　　无表证，　　脉沉微，身无大热者，干姜附子汤主之。"（61）
（无阳明证）（无太阳证）（阳气大伤）（虚阳外越）　　（回阳救急）

成因：太阳病反复误治，阳气大伤，阴寒内盛，虚阳外越。

辨证要点：昼日烦躁不得眠，夜而安静，身无大热。

病机：阳气暴虚，阴寒内盛。

治法：急救回阳。

方剂：干姜附子汤。

干姜——温中散寒；

附子（生）——破阴回阳。

"发汗，若下之，病仍不解，烦躁者，茯苓四逆汤主之。"（69）
（误汗后又误下）（误治致阴阳两伤，水火失济）（回阳益阴）

成因：误汗后又误下，导致阴阳两虚，水火不济。

辨证要点：烦躁，肢厥，脉微细。

病机：少阴阳虚，阴液不继。

治法：回阳益阴。

方剂：茯苓四逆汤。

四逆汤——回阳救逆；

人参——大补元气，生津；

茯苓——健脾益气，宁心安神，渗利水湿。

"太阳病发汗，汗出不解，其人仍发热，心下悸，头眩，身𥆧动，
（汗不得法）　　　　　　　　　　　　　（虚阳外越）（少阴阳虚，阴寒内盛，水饮内停）

振振欲擗地者，真武汤主之。"（82）
（温阳利水）

成因：太阳病发汗不当，少阴阳虚，阴寒内盛，水饮内停。

辨证要点：心下悸，头眩，身𥆧动，振振欲擗地，或全身浮肿，小便不利，
脉沉。

病机：少阴阳虚，水气泛滥。

治法：温阳利水。

方剂：真武汤。

附子（炮）——温阳化气行水；

白术——健脾燥湿制水；

茯苓——健脾渗湿利水；

景洪贵 伤寒论讲座撷要

生姜——宣散水气；

芍药——活血脉、利小便，兼制姜、附燥烈之性。

苓桂术甘汤与真武汤证鉴别

鉴别 方名	证候	相同	不同
苓桂术甘汤	心下逆满，头眩，脉沉紧	均为阳虚水停	重点在脾，治疗以健脾利水
真武汤	发热，心悸，头眩，身瞤动，振振欲擗地		重点在肾，治疗以温肾制水

4. 阴阳两虚证

"**伤寒脉浮，自汗出，小便数，心烦，微恶寒，脚挛急，反与桂枝汤欲攻其**
　（太阳中风）　　　　　　　　（阴阳两虚）　　　　　（误用，治应扶正解表）

表，此误也。得之便厥，咽中干，烦躁，吐逆者，作甘草干姜
　　　　　　　（阳虚不温煦四肢）（阴虚不上滋）（虚热扰神）（胃失和降）

汤与之，以复其阳；若厥愈足温者，更作芍药甘草汤与之，其脚即伸；
（阳生则阴长，故复阳）　　（阳气复）　　（酸甘化阴，柔筋缓急）　　（筋脉得养）

若胃气不和，谵语者，少与调胃承气汤；若重发汗，复加烧针者，
（邪从燥化，转入阳明腑）　（泻热和胃，但须中病即止）　　　（再误治）

四逆汤主之。"

　　成因：太阳中风，阴阳两虚，误治。

　　辨证要点：肢厥，烦躁，吐逆。

　　病机：中阳不足。

　　治法：温中复阳。

　　方剂：甘草干姜汤。

　　甘草——补中益气；

　　干姜——温中复阳。

　　共奏辛甘化阳动，使中阳得复，厥愈足温。

　　芍药甘草汤证：

　　辨证要点：脚挛急，经脉挛急。

病机：阴液不足，筋脉失养。

治法：酸甘化阴，柔筋缓急。

方剂：芍药甘草汤。

芍药——养血敛阴，柔肝止痛；

甘草——补中缓急。

共奏酸甘化阴，滋阴养血，缓急止痛之功。使阴液得复，筋脉得养，脚挛急自除。

"发汗，病不解，反恶寒者，虚故也，芍药甘草附子汤主之。"（68）

（太阳病发汗后）　　（恶寒加重，阳气虚所致）　　　　（温阳益阴）

成因：阴阳两虚，感受外邪，治不得法。

辨证要点：恶寒，脉细，脚挛急。

病机：阴阳两虚，肌肤失温，筋脉失养。

治法：复阳益阴。

方剂：芍药甘草附子汤。

芍药——养血敛阴；

甘草——补中缓急；

附子——补火助阳。

共奏阴阳双补之功。

"伤寒脉结代，心动悸，炙甘草汤主之。"（177）

（外邪已罢，心阴阳两虚，心失所养则悸，脉道不充则结代）

成因：心阴阳两虚，感邪后外证已解。

辨证要点：心动悸，脉结代。

病机：心阴阳两虚。

治法：通阳复脉，滋阴养血。

方剂：炙甘草汤。

炙甘草、人参、人枣——补中益气，以滋化源；

生地黄、麦冬、阿胶、麻仁——养心阴，补心血，以充血脉；

桂枝、生姜、清酒——温通心阳，振奋阳气。

（三）寒热错杂证

"伤寒胸中有热，胃中有邪气，腹中痛，欲呕吐者，黄连汤主之。"（173）
（胸胃有热）　　　（腹中有寒邪，寒凝气滞）　（胃失和降）

成因：胸中有热，腹中有寒，寒热错杂。

辨证要点：腹中冷痛，欲呕吐。

治法：寒温并用，清热温中，和胃降逆。

方剂：黄连汤。

黄连——清热；

干姜——温中散寒；

桂枝——辛温散寒，宣通阳气；

炙甘草、人参、大枣——益气和中；

半夏——和胃降逆止呕。

黄连汤与栀子干姜汤证均用于寒热错杂证，但病位不同，证候轻重有别。黄连汤证病位在胸膈、胃肠，以腹中痛，欲呕吐为主症；栀子干姜汤证病位在胸、肠，以心烦、下利为主症。

（四）太阳蓄水证

"太阳病，发汗后，大汗出，胃中干，烦躁不得眠，欲得饮水者，
（误治）　　　　　　（胃中津液不足）　　　　（饮水自救）

少少与饮之，令胃气和则愈。若脉浮，小便不利，微热消渴者，
（适当饮水，待津液恢复，胃气调和则愈）　（表邪未尽）（膀胱气化不利）　（津液不上承）

五苓散主之。"（71）

"发汗已，脉浮数，烦渴者，五苓散主之。"（72）
（发汗不当）（表证未解）（水饮内停，津不上承）

"中风发热，六七日不解而烦，有表里证，渴欲饮水，
（发汗不当）　　　　　　　　　　　　　　　（津液不上承）

水入则吐者，名曰水逆，五苓散主之。"（74）
（水饮逆于胃，胃失和降）

成因：太阳经病不愈，病邪循经入腑，影响膀胱气化，而致水气内停，小便

不利。

辨证要点：小便不利，小腹胀满，渴欲饮水但饮后欲吐，或兼发热恶寒，舌苔白滑，脉浮。

病机：水蓄膀胱，气化不利，兼有表证未除。

治法：通阳化气行水，外散风寒。

方剂：五苓散。

猪苓、茯苓、泽泻——通利小便；

白术——健脾益气、燥湿，助脾运化；

桂枝——温阳化气行水，兼以解表。

"伤寒汗出而渴者，五苓散主之；不渴者，茯苓甘草汤主之。"（73）

（伤寒发汗不当，饮停下焦）　　　　　（饮停中焦）（温胃阳，散水饮）

成因：太阳病发汗不当，损伤胃阳，饮停中焦。

辨证要点：口不渴，心下悸，四肢厥冷，小便正常，胃中水声辘辘。

病机：胃阳不足，饮停中焦。

治法：温胃阳，散水饮。

方剂：茯苓甘草汤。

茯苓——淡渗利水；

桂枝——温阳化气行水；

生姜——温散水饮；

甘草——补中益气。

茯苓甘草汤与五苓散证鉴别

鉴别 方名	证候	病机	病位	鉴别要点
五苓散	发热，口渴，小便不利，脉浮	水停下焦，气化不利，水热互结	下焦	口渴，小便不利
茯苓甘草汤	心下悸，四肢厥冷	胃阳不足，饮停中焦	中焦	口不渴，心下悸，四肢厥冷，小便正常

梁洪贵　伤寒论讲座撷要

（五）太阳蓄血证

"太阳病不解，热结膀胱，其人如狂，血自下，下者愈。其外不解者，
（表证未解）　　　（血热结于下焦，扰乱心神）

尚未可攻，当先解其外；外解已，但少腹急结者，乃可攻之，宜
（治疗原则）　　　　　　　　（临床特点）　　　（治法）

桃核承气汤。"（106）
（泻下瘀热）

"太阳病六七日，表证仍在，脉微而沉，反不结胸，其人发狂者，
　　　　　　　　　　　（表邪内陷入里）　　　　（瘀热上扰心神）

以热在下焦，少腹当硬满，小便自利者，下血乃愈。所以然者，
　　　　（瘀热结于下焦）　　（与蓄水区别）　　（治法）

以太阳随经，瘀热在里故也，抵当汤主之。"（124）
　　　　（病机）　　　　　（破瘀活血）

"太阳病身黄，脉沉结，少腹硬，小便不利者，为无血也。小便自利，
　　（瘀热互结）　　　　　　（与蓄水证区别）

其人如狂者，血证谛也，抵当汤主之。"（125）
（瘀热上扰心神）

"伤寒有热，少腹满，应小便不利，今反利者，为有血也，当下之，
（伤寒初期）　　　　　　　　（再次强调小便利是蓄血的主症）　（治法）

不可余药，宜抵当丸。"（126）
（不可用其他治法）

成因：素体内有瘀血，太阳经病不愈，邪气循经入里，邪热与瘀血互结于下焦。

辨证要点：以小腹急结，或硬满疼痛，甚则发狂，小便自利为特点。

病机：血热互结于下焦。

治法：泻下瘀热。轻则活血化瘀兼下余热；重则破血祛瘀。

方剂：桃核承气汤、抵当汤、抵当丸。

血热尚未结硬，少腹拘急，小便自利，如狂——桃核承气汤。

桃仁——活血化瘀；

桂枝——温通经脉，辛温散结；

大黄——清泻热邪，去瘀；

芒硝——软坚散结；

甘草——调和诸药。

血已凝固，少腹硬，发狂，身黄，小便自利，脉沉结——抵当汤。

血已凝固，少腹满，但不发狂，小便自利，病较缓——抵当丸。

大黄——泻热逐瘀；

桃仁——活血化瘀；

水蛭、虻虫——破瘀活血。

蓄水证与蓄血证鉴别

鉴别证型	病因	病位	主证	特征	鉴别要点		病机	治法	方药
					神志	小便			
蓄水证	外邪循经入里，邪与水结	下焦	脉浮，小便不利，微热、口渴，水入则吐，或心烦口燥，或胃脘痞塞	小便不利	正常	不利	水热互结膀胱，气化不利	化气行水兼解表	五苓散
蓄血证	邪热入里，与血相结	下焦	脉微而沉，少腹急结，或硬满，神志错乱如狂，小便自利	少腹急结，神志错乱如狂	如狂	通利	血热互结	活血化瘀	轻者：桃核承气汤 重者：抵当汤

（六）结胸证

1. 大结胸证

"病发于阳，而反下之，热入因作结胸；病发于阴，而反下之，因
（太阳病）　　（误治）　　　（热与饮结）　　　（病发于里）　　（误治）

作痞也。所以成结胸者，以下之太早故也。"（131）
　　　　　　　　　　　　（原因：误下）

"太阳病，脉浮而动数，浮则为风，数则为热，动则为痛，数则为虚，
　　　　　　　　　　　　　　　（表证未解）

头痛发热，微盗汗出，而反恶寒者，表未解也。医反下之，动数变迟，
　　　　　　　　　　　　　　　　　　　　　　　　（误治）

膈内拒痛。胃中空虚。客气动膈，短气躁烦，心中懊憹，阳气内陷，心下因硬，
　　　　　　　　　　　　　　　　（邪气内陷，与湿热相结）

则为结胸，大陷胸汤主之。若不结胸，但头汗出，余处无汗，剂颈而还，
　　　　　　　　　　　　　　　　　　（误治后热为湿郁）

小便不利，　　身必发黄。"（134）
（湿热不能下达）（湿热郁蒸）

　　"伤寒六七日，结胸热实，脉沉而紧，心下痛，按之石硬者，大陷
　　　　　　　（表邪入里）　　　　　　　（热与水结）

胸汤主之。"（135）

　　"伤寒十余日，热结在里，复往来寒热者，与大柴胡汤；但结胸无大
　　　　　　　（表邪入里化热）　　（邪热在少阳，正邪相争）（和解清里）

热者，此为水结在胸胁也，但头微汗出者，大陷胸汤主之。"（136）
　　（外热与水结于胸膈）　　（水热互结，向上蒸腾）

　　"太阳病，重发汗而复下之，不大便五六日，舌上燥而渴，日晡所小
　　　　（太阳病误治）　　　　　　　　　　　　（无痞满燥实之腑实证）

有潮热，从心下至少腹硬满而痛，不可近者，大陷胸汤主之。"（137）
（无大潮热，与阳明腑实不同）（水热互结于胸膈）

　　成因：太阳病误下，表邪入里，热与水结。

　　辨证要点：心下硬满，甚则心下至少腹硬满而痛，不可触按，短气烦躁，
头汗出，大便秘结，日晡小有潮热，口渴不多饮，舌苔黄腻或黄厚而燥，脉沉
紧。

　　病机：水热互结于胸腹。

　　治法：泻热散结，攻逐水饮。

　　方剂：大陷胸汤。

　　甘遂——泄水逐饮；

　　大黄、芒硝——泻热散结。

2. 小结胸证

"小结胸病，<u>正在心下，按之则痛，脉浮滑者</u>，<u>小陷胸汤主之。</u>"（138）
（临床特点：痰热互结于心下） （清热化痰，散结）

成因：太阳病误治或表邪入里，热与痰结。

辨证要点：心下痞硬，按之则痛，胸闷喘咳，舌苔黄腻，脉浮滑。

病机：痰热互结于心下。

治法：清热涤痰开结。

方剂：小陷胸汤。

黄连——清泄邪热；

半夏——化痰涤饮，消痞散结；

瓜蒌——清热化痰散结。

大、小结胸证鉴别

证型	病因病机	病位	临床表现				治法	方药
			心下硬痛	程度	大便	脉象		
大结胸证	水与热相结	从胸胁连及心下至少腹	按之如石硬	痛甚，拒按	干燥	沉紧（主水热相结较深）	泻热逐水	大陷胸丸：病位高而病轻缓；大陷胸汤：病急而重
小结胸证	痰与热相结	只局限在心下	按之不太硬，按之则痛轻	不按则不痛	不畅快	浮滑（主痰热相结不深）	清热化痰散结	小陷胸汤

3. 结胸证的预后

"结胸证，<u>其脉浮大者</u>，<u>不可下</u>，<u>下之则死。</u>"（132）
（表证未解） （治禁） （预后不良）

"结胸证悉具，烦躁者亦死。"（133）
（病情加重，预后不良）

景洪贵

伤寒论讲座撷要

（七）痞证

1. 痞证的原因和临床特点

"脉浮而紧，　而复下之，　紧反入里，　则作痞，　按之自濡，　但气
　（表证仍在）　　（误治）　　（邪气入里）　　　　　　　（临床特征）

痞耳。"（151）

成因：太阳病误下，邪陷于里。

临床特征：胃脘部胀闷不适，按之柔软，不硬不痛。

2. 热痞证

"心下痞，按之濡，　其脉关上浮者，　　大黄黄连泻心汤主之。"（154）
　（满闷）　（按之柔软）（关脉候中焦，内有热则浮）（泻热消痞）

"伤寒大下后，复发汗，　心下痞，　恶寒者，表未解也。不可攻痞，
　（误下）　　　（误汗）　　　　（表证仍在）　　　（治疗原则）

当先解表，表解乃可攻痞。解表宜桂枝汤，攻痞宜大黄黄连泻心汤。"（164）

成因：太阳病误治，表邪入里化热，气机郁滞。

辨证要点：心下痞满，按之柔软，不痛不硬，口渴，小便黄，舌质红、苔黄，脉数。

病机：胃热气滞。

治法：泻热消痞。

方剂：大黄黄连泻心汤。

大黄——泻热和胃；

黄连——清泄胃火。

3. 胃热气滞，兼阳虚痞

"心下痞，而复恶寒汗出者，　　　附子泻心汤主之。"（155）
　　　（表阳虚，卫阳不足，失于温煦）（温阳固表，泻热消痞）

成因：表阳虚，失于温煦，胃热气滞。

辨证要点：心下痞满按之柔软，心烦口渴，恶寒汗出，舌质红，苔黄，脉微细数。

病机：胃热气滞，卫阳不固。

治法：泻热消痞，温阳固表。

方剂：附子泻心汤。

黄连、黄芩、大黄——清泄上部之热；

附子——温阳固表。

4. 寒热错杂痞

"伤寒五六日，呕而发热者，柴胡汤证具，而以他药下之，柴胡证仍在者，
（病在少阳）　　　　　　　　　　（误治）

复与柴胡汤。此虽已下之，不为逆，必蒸蒸而振，却发热汗出而解。
（服柴胡汤后正气得药力之助，奋起抗邪）

若心下满而硬痛者，此为结胸也，大陷胸汤主之。
（误下损伤脾胃）

但满而不痛者，此为痞，柴胡不中与之，宜半夏泻心汤。"（149）
（大、小结胸与痞证均可出现心下满，"痛"是区别大、小结胸与痞证的关键）

"伤寒汗出解之后，胃中不和，心下痞硬，干噫食臭，胁下有水气，
（脾胃虚寒，兼水饮食滞的临床特征）

腹中雷鸣，下利者，生姜泻心汤主之。"（157）

"伤寒中风，医反下之，其人下利日数十行，谷不化，腹中雷鸣，
（误治损伤脾胃）　　　　　　（脾胃虚寒，寒热错杂，升降失司）

心下痞硬而满，干呕心烦不得安，医见心下痞，谓病不尽，复下之，
（再误治）

其痞益甚，此非结热，但以胃中虚，谷气上逆，故使硬也，甘草泻心
（脾胃更虚）

汤主之。"（158）

成因：太阳病表邪入里或误治，导致脾胃虚弱，寒热错杂，升降失司。

辨证要点：以痞满而呕，肠鸣下利为主。或兼见干噫食臭，腹中雷鸣；或兼见谷不化，干呕心烦，不得安。

病机：脾胃虚弱，寒热错杂，升降失司。

治法：健脾益气，寒温并用，和中降逆消痞。

方剂：半夏泻心汤、生姜泻心汤、甘草泻心汤。

寒热错杂痞——半夏泻心汤。

半夏——和胃降逆止呕；

干姜——温中散寒消痞；

黄连、黄芩——清热泄和胃以泄满；

人参、甘草、大枣——健脾益气。

兼水饮食滞——生姜泻心汤。

半夏泻心汤——辛开苦降；

生姜——和胃降逆，宣散水饮。

脾虚甚水谷不化——甘草泻心汤。

半夏泻心汤——辛开苦降，消痞。

甘草：甘温补中，健脾和胃。

半夏泻心汤、生姜泻心汤、甘草泻心汤证治异同

　　三方主治脾胃虚弱，寒热错杂，升降失司所引起的以脘腹胀满，呕吐，肠鸣，下利为临床特征的病证。半夏泻心汤以心下痞，呕逆较著为主，故以半夏为君，重在和胃降逆。生姜泻心汤证兼有水饮食滞，以干噫食臭，腹中雷鸣为主，故于半夏泻心汤中加生姜四两为君，减干姜二两，增强宣散水气，和胃降逆之功。甘草泻心汤证，脾胃虚弱较甚，以下利日数十行，谷不化，干呕，心烦不安为主，故于半夏泻心汤中增炙甘草至四两为君，重在补中和胃。

半夏泻心汤、生姜泻心汤、甘草泻心汤三方汤证鉴别

鉴别\方名	相同			相异			
	病机	证候	治法	病机	证候	治法	方药
半夏泻心汤	脾胃虚弱，寒热错杂，升降失常	心下痞满，按之柔软不痛，呕吐，下利，肠鸣	和中降逆，消痞	脾胃虚弱，寒热错杂	以痞满而呕，肠鸣下利为主	和中降逆，消痞	半夏半升，黄芩三两，黄连一两，干姜三两，人参三两，大枣十二枚，甘草三两
生姜泻心汤				兼水饮食滞	心下痞，干噫食臭，腹中雷鸣下利为主	和胃降逆，宣散水气	半夏泻心汤减少干姜（二两）的量，加生姜而成，以宣散水饮
甘草泻心汤				脾胃虚较前二者更明显，脾胃俱虚，邪气内陷，虚气上逆	痞利俱甚，谷不化，干呕，心烦不得安为主	和胃补中，降逆消痞	半夏泻心汤加重甘草用量而成（加甘草一两，共四两）

痞证五方证治鉴别

方剂	主治证	临床特点	病机	治法
大黄黄连泻心汤	热痞	心下痞，按之柔软而不痛不硬，心烦，口渴，小便黄	胃热气滞	泻热消痞
附子泻心汤	胃热气滞兼阳虚痞	心下痞，按之濡，心烦口渴，恶寒汗出	胃热气滞，卫阳不固	泻热消痞，扶阳固表
半夏泻心汤	寒热错杂痞	以痞满而呕，肠鸣下利为主	脾胃虚弱，寒热错杂，升降失常	和中降逆消痞
生姜泻心汤	寒热错杂痞兼水饮食滞痞	心下痞，干噫食臭，腹中雷鸣下利为主	脾胃虚弱，寒热错杂，升降失常，兼水饮食滞	和胃降逆，宣散水气
甘草泻心汤	寒热错杂痞兼水谷不化	痞利俱甚，谷不化，干呕心烦，不得安为主	脾胃虚弱更甚，寒热错杂，升降失常，水谷不化	和胃补中，降逆消痞

景洪贵

伤寒论讲座撷要

5. 痰气痞证

"伤寒发汗，若吐若下，解后心下痞硬，噫气不除者，旋覆代赭汤

（发汗不当）　　　（误治）　　　（临床特点：胃虚痰阻，肝胃气逆）

主之。"（161）

成因：太阳病误治损伤脾胃，痰饮内生，胃气不和，气机痞塞。

辨证要点：频频嗳气，上腹部痞满，按之坚硬而不痛。

病机：胃虚痰阻，肝胃气逆。

治法：和胃化痰，镇肝降逆。

方剂：旋覆代赭汤。

旋覆花——下气消痰，降气行水；

代赭石——镇肝降逆；

半夏、生姜——和胃降逆化痰；

人参、大枣、甘草——健脾益气。

6. 水痞证

"本以下之，故心下痞，与泻心汤。痞不解，其人渴而口燥烦，小便不利者，

（误下）　　　　　　　　　　　　（邪气内陷膀胱，气化不行，气机闭塞）

五苓散主之。一方云，忍之一日乃愈。"（156）

成因：误治，邪气内陷膀胱，气化不行，气机痞塞。

辨证要点：心下痞满，烦渴，小便不利。

病机：水蓄下焦，气化不行，气机闭塞。

治法：化气行水。

方剂：五苓散。

7. 痞证误下后下利的辨治

"伤寒服汤药，下利不止，心下痞硬。服泻心汤已，复以他药下之，

（误治）　　　　　　　　　　　　　　　（再误治）

利不止，医以理中与之，利益甚。理中者理中焦，此利在下焦，

（误治）　　　　　　　　　　　　　　　（下元不固）

赤石脂禹余粮汤主之。复不止，当利其小便。"（159）

（利小便实大便）

成因：太阳病误治，导致下焦虚寒，气化失职，清浊不分。

辨证要点：心下痞硬，下利不止，滑脱不禁，小便少或小便不利。

病机：下元不固，统摄无权。

治法：涩肠固脱止利。

方剂：理中汤、赤石脂禹余粮汤。

理中汤——温中健脾，散寒燥湿。

赤石脂禹余粮汤——涩肠固脱止利。

火逆证

火疗，是我国古代的一种物理疗法，以其散寒止痛之功而盛行。只要用之得当，确有较好疗效。如果误施于其禁忌病证，必然导致各种变证，即"火逆证"。

"太阳病，二日反躁，凡熨其背，而大汗出，大热入胃，
（表未解，里热已盛）　　　　　（误治）　　　　　（里热炽盛，迫津外泄，）

胃中水竭，躁烦必发谵语。十余日振慄自下利者，此为欲解也。
（热扰心神）　　　　　（火热渐衰，津液渐复，正能胜邪）

故其汗从腰以下不得汗，欲小便不得，反呕，欲失溲，足下恶风，
（上盛下虚）　　　　　　　　　（阳虚于下）

大便硬，小便当数，而反不数，及不多，大便已，头卓然而痛，其人
（气逆）

足心必热，谷气下流故也。"（110）
（大便通，阳气下达，下肢得温）

"太阳病中风，以火劫发汗，邪风被火热，血气流溢，失其常度。
（误治）　　　　　（邪气被热化，血受热则沸腾，血流加速）

两阳相熏灼，其身必黄。阳盛则欲衄，阴虚小便难。阴阳俱虚竭，
（风为阳，火属阳，相熏灼，胆汁外溢）（热伤阳络）　　（阴津亏虚）

身体则枯燥，但头汗出，剂颈而还，腹满微喘，　　口干咽烂，或不大便，
（肌肤失濡养）　　（里热炽盛，迫津外泄）　　（腑气不通，肺气不降）（里热炽盛，熏咽喉）

久 则 谵 语 ， 甚 者 至 哕 ， 手 足 躁 扰 ， 捻 衣 摸 床 。 小 便 利 者 ， 其 人
（扰心神）　　（胃津大伤，胃气败绝，阴不敛阳，阴阳欲离）　　（津液未尽亡）

可治。”（111）

　　"形作伤寒，其脉不弦紧而弱。弱者必渴，被火必谵语。弱者发热脉浮，
（证候类似伤寒）　　　　　　　　　　（误治，热扰心神）　（温邪袭表）

解之当汗出愈。”（113）

　　"太阳病，以火熏之，不得汗，其人必躁，到经不解，必清血，
（表证）　（误治）　　　　　　（里热炽盛，心神被扰）　（热不从汗出，下伤肠络）

名为火邪。”（114）

　　"脉浮热甚，而反灸之，此为实，实以虚治，因火而动，必咽燥
（表热盛）　　　（误治）　　（实证按虚证治疗）　　（火邪炽盛，动血伤津）

吐血。”（115）

　　"微数之脉，慎不可灸，因火为邪，则为烦逆，追虚逐实，血散脉
（阴虚火旺）　　（治疗禁忌）　　　　　　　　　（虚证实治）

中，火气虽微，内攻有力，焦骨伤筋，血难复也。脉浮，宜以汗解，
（灸火虽微）　　（导致阴血虚难复，失于濡润）　　（表证）　（应汗解）

用火灸之，邪无从出，因火而盛，病从腰以下必重而痹，名火逆也。
（误治）　　　　　　　（邪热壅滞，气血运行不畅）

欲自解者，必当先烦，烦乃有汗而解。何以知之？脉浮故知汗出解。”（116）
　　　（正邪相争）　　　　　　　　　（正气尚存，有外解之机）

太阳病欲愈证候

　　"凡病若发汗、若吐、若下、若亡血、亡津液，阴阳自和者，
（一切病证）　　（各种治法）　　　（伤津耗血）　　（阴阳自动平衡）

必自愈。”（58）
（正气恢复）

　　"大下之后，复发汗，小便不利，亡津液故也。勿治之，
（反复误治）　　　（津液亏虚）

得小便利，必自愈。"（59）

（津液回复则有小便。以小便作为辨证的依据）

"太阳病，先下而不愈，因复发汗，以此表里俱虚，其人因致冒，
（表证）　　（误治虚其里）　（再误治虚其表）　　　　　（头晕目眩）

冒家汗出自愈。所以然者，汗出表和故也。里未和，然后复下之。"（93）
（待汗出自愈）　　　　　　　　　　　　　　　（腑气不和，里实存在）

"太阳病未解，脉阴阳俱停，必先振慄汗出而解。但阳脉微者，
（表证仍在，脉应浮）（寸关尺不明显）　（正气抗邪，先屈后伸，驱邪外出）（寸脉微动）

先汗出而解，但阴脉微者，下之而解。若欲下之，宜调胃承气汤。"（94）
（先发汗解表）　　（尺脉微动，里气被邪实闭郁，泻下攻邪，邪去里通则愈）

太阳病疑似证

一、水饮停聚胸胁证

"太阳中风，下利呕逆，表解者，乃可攻之。其人漐漐汗出，
（表邪引动里饮，下渍于肠，上逆于胃）　　　（水饮外溢，影响营卫）

发作有时，头痛，心下痞硬满，引胁下痛，干呕短气，
（饮邪上攻）　　（饮结胸胁，胸阳被遏）　　（饮犯肺胃）

汗出不恶寒者，此表解里未和也，十枣汤主之。"（152）
（水饮影响营卫）　（无表证）　　（攻逐水饮）

　　成因：水饮结于胸胁，肺气不利，胃失和降。

　　辨证要点：胸胁满痛，咳唾引痛，干呕短气，心下痞硬满。兼头痛、汗出、发作有时，但不恶寒。

　　病机：水饮停聚胸胁，气机升降不利。

　　治法：攻逐水饮。

　　方剂：十枣汤。

甘遂——善行经隧水湿；

大戟——善泄脏腑水湿；　　三药合用，共奏攻逐水饮之功。

芫花——善消胸胁伏饮；

大枣——顾护胃气，缓和骏药毒性，使邪去而不伤正。

二、痰饮停聚胸膈证

"病如桂枝证，头不痛，项不强，寸脉微浮，胸中痞硬，气上冲喉咽，

（疑似表证）　　　　　　　　　　　　　　（痰饮壅塞胸中，阻碍气机）

不得息者，此为胸有寒也。当吐之，宜瓜蒂散。"（166）

（呼吸困难）（胸有寒：指痰饮）（治法：《内经》："其高者，因而越之。"）

成因：痰饮壅塞胸中。

辨证要点：胸脘痞塞胀满，气上冲咽喉，呼吸急促，欲吐，或兼见发热汗出，恶风等疑似表证之象，但无头项强痛。

病机：痰饮壅塞胸中，阻碍气机。

治法：涌吐痰实。

方剂：瓜蒂散。

瓜蒂——催吐；

赤小豆——利水消肿；

香豉——轻清宣泄。

三、脾虚津伤，水气内停证

"服桂枝汤，或下之，仍头项强痛，翕翕发热，无汗，心下满微痛，

（误用汗、下法）　　　（误判有表证，服桂枝汤）　　　（误为阳明腑实，而下之）

小便不利者，桂枝去桂加茯苓白术汤主之。"（28）

（水饮内停）　　　　（健脾利水）

成因：误用汗、下，脾虚津伤，水饮内停。

辨证要点：头项强痛，翕翕发热，无汗，心下微满痛，小便不利。

病机：脾虚津伤，水气内停。

治法：健脾利水。

方剂：桂枝去桂加茯苓白术汤。

茯苓、白术——健脾利湿，助脾之转输；

芍药、甘草——酸甘化阴，以补阴液；

大枣——健脾益气和胃；

生姜——辛温通阳，宣散水气。

去桂枝的原因：（1）表邪已解；（2）汗、下后津液受损。

四、风湿证

"伤寒八九日，风湿相搏，身体疼烦，不能自转侧，不呕，不渴，
（风寒湿相搏，闭阻经脉）

脉浮虚而涩者，桂枝附子汤主之。若其人大便硬，小便自利者，
（温经散寒，去风胜湿）　　（湿困脾阳，运化失职）（膀胱气化已行）

去桂加白术汤主之。"（174）
（温经散寒，健脾燥湿）

成因：外感风寒湿，闭阻经脉。风湿相搏，风胜于湿。

辨证要点：身体疼痛，不能自转侧，不呕不渴，脉浮虚而涩。

病机：风寒湿闭阻经脉，风湿在表。

治法：温经散寒。

方剂：桂枝附子汤。

桂枝、附子——温经散寒止痛；

生姜——宣散寒邪；

大枣、甘草——调和营卫。

风湿相搏，湿胜于风，风湿偏里者，去桂枝，加白术以增强除湿之功。

"风湿相搏，骨节疼烦，掣痛不得屈伸，近之则痛剧，汗出短气，
（寒湿凝滞关节，经脉闭阻，气血运行不畅）　　　（卫气不固）

小便不利，恶风不欲去衣，或身微肿者，甘草附子汤主之。"（175）
（水湿不行）　（卫气不固）　　（水湿不行）　（温经散寒，去湿止痛）

成因：风寒湿闭阻关节，经脉不利。

辨证要点：骨节疼烦，掣痛不得屈伸，近之则痛，剧则汗出短气，小便不

景洪贵

伤寒论讲座撷要

利，恶风，不欲去衣或身微肿。

病机：风寒湿闭阻经脉，湿留关节。

治法：温经散寒，去湿止痛。

方剂：甘草附子汤。

附子、桂枝——温经散寒，除湿通络；

白术——健脾燥湿；

甘草——甘缓扶正，调和诸药。

风湿证三方证治鉴别

方剂	病机	症状	治法
桂枝附子汤	风湿相搏，风胜于湿（风湿在表）	身体疼痛，不能自转侧，不呕不渴，脉浮虚而涩	温经散寒，去风胜湿
去桂加术汤	风湿相搏，湿胜于风（风湿偏里）	上证兼大便硬，小便自利	温经散寒，健脾燥湿
甘草附子汤	湿留关节，（风湿在关节）	骨节疼烦，掣痛不得屈伸，近之则痛，剧则汗出短气，小便不利，恶风，不欲去衣或身微肿	温经散寒，去湿止痛

仲景治疗痹证方功用区别

方剂	功效	主治证	病机
麻黄加术汤	发汗解表，散寒除湿	寒湿在表	寒湿痹阻，阳郁不伸
麻黄杏仁薏苡甘草汤	解表祛湿，轻清宣化	风湿在表	风湿郁表，欲将化热
防己黄芪汤	益气除湿	风湿兼气虚	风湿伤于肌表兼卫虚不固
桂枝附子汤	温经散寒，去风胜湿	风湿兼阳虚（风湿在表）	风湿兼阳虚（风湿在表）
去桂加术汤	温经散寒，健脾燥湿	风湿兼阳虚（风湿在里）	风湿相搏，湿胜于风（风湿偏里）
甘草附子汤	温经散寒，去湿止痛	风湿兼阳虚（风湿在关节）	风湿相搏，湿留关节
黄芪桂枝五物汤	甘温益气，和营行痹	血痹	阴阳俱微，营卫气血不足，血行凝滞

"湿家身烦疼，可与麻黄加术汤发其汗为宜，慎不可以火攻之。"《金匮要

略·痉湿暍病脉证治篇》。

"病者一身尽疼，发热，日晡所剧者，名风湿。此病伤于汗出当风，或久伤取冷所致也，可与麻黄杏仁薏苡甘草汤。"（《金匮要略·痉湿暍病脉证治篇》）

"风湿，脉浮，身重，汗出，恶风者，防己黄芪汤主之。"（《金匮要略·痉湿暍病脉证治篇》）

"伤寒八九日，风湿相搏，身体疼烦，不能自转侧，不呕，不渴，脉浮虚而涩者，桂枝附子汤主之。若其人大便硬，小便自利者，去桂加白术汤主之。"（174）

"风湿相搏，骨节疼烦，掣痛不得屈伸，近之则痛剧，汗出短气，小便不利，恶风不欲去衣，或身微肿者，甘草附子汤主之。"（175）

"血痹阴阳俱微，寸口关上微，尺中小紧，外证身体不仁，如风痹状，黄芪桂枝五物汤主之。"（《金匮要略·血痹虚劳病脉证并治篇》）

伤寒合病、并病的治疗

一、合病、并病的含义

合病：三阳病发病的时候，不是一经一经的传变形式，而是两经或三经的证候同时出现，没有先后次第之分，称为合病。合病是原发的，其原因往往是邪气较盛而正气不衰。

并病：一经证候未罢又出现另一经的证候，在发病上有先后次第之分，好像传经之邪传而不尽的样子，称为并病。如太阳表证未完又出现胸胁苦满，心烦喜呕，目眩等少阳证，是为太阳少阳并病。

二、治疗原则

一是分清主次，掌握主证；

二是勿犯任何一经的禁忌；

三是先解表，后攻里。

景洪贵

伤寒论讲座撷要

三、合病、并病证治

（一）太阳阳明合病

"<u>太阳与阳明合病</u>，<u>喘而胸满者</u>，　　<u>不可下，宜麻黄汤。</u>"（36）
（有表证）　　（邪气壅肺，失于宣降）　（治应先表后里）

成因：太阳与阳明同时感邪。

辨证要点：恶寒发热，无汗，头身疼痛，咳嗽气紧，胸满闷，脉浮紧。

病机：风寒袭表，肺失宣肃，腑气不降。

治法：辛温发汗，宣肺平喘。

方剂：麻黄汤。

"<u>太阳与阳明合病者</u>，<u>必自下利</u>，葛根汤主之。"（32）
（有表证）　　（阳明腑气不和，传导失职）

成因：太阳与阳明同时感邪。

辨证要点：恶寒发热，无汗，头痛项强，泄泻，脉浮紧。

病机：风寒束表，内迫大肠。

治法：发汗解表，升清止利。

方剂：葛根汤。

"<u>太阳与　阳明合病</u>，<u>不下利但呕者</u>，<u>葛根加半夏汤主之</u>。"
（有表证）（又有里证）　（胃气上逆）（发汗解表，降逆止呕）

成因：太阳与阳明同时患病，外邪袭表，内迫于胃，胃失和降。

辨证要点：恶寒发热，无汗，头身疼痛，呕吐，脉浮紧。

病机：外邪袭表，内迫于胃，胃失和降。

治法：发汗解表，降逆止呕。

方剂：葛根加半夏汤。

葛根汤——发汗解表；

半夏——降逆止呕。

（二）太阳少阳合病

"<u>太阳与少阳合病</u>，<u>自下利者</u>，与黄芩汤；<u>若呕者</u>，黄芩加半夏
（少阳之邪内迫胃肠）　　　（胃失和降）

生姜汤主之。"（172）

成因：太阳与少阳合病，邪热内迫胃肠，胃肠功能失职。

辨证要点：恶寒发热，口苦，小便赤，或呕吐，或下利，腹痛，脉弦数。

病机：邪热入里，内迫胃肠，胃失和降，肠失传导。

治法：解表清热止利，和胃降逆。

方剂：黄芩汤、黄芩加半夏生姜汤。

太阳表证兼自下利者——黄芩汤。

黄芩——清泻里热；

芍药——缓急止痛、止泻；

甘草、大枣——益气和中。

太阳表证兼呕者——黄芩加半夏生姜汤。

黄芩汤清热和中；加半夏、生姜和胃降逆止呕。

（三）阳明少阳合病

"阳明少阳合病，必下利，　　　其脉不负者，为顺也。负者，失也，

　　　　　　　　（热迫津液下泄）　　　（木不乘土）

相互克贼，名为负也。脉滑而数者，有宿食也，当下之，宜大承气汤。"（256）

（土虚木乘）　　　（宿食化热）

成因：邪热内盛，迫津液下泄，兼宿食。

辨证要点：发热，或潮热汗出，口苦，泄泻，腹满疼痛，不思饮食，脉滑数。

病机：阳明少阳合病，里热迫津液下泄，兼宿食内停。

治法：通因通用，泄热导滞。

方剂：大承气汤。

大黄、芒硝——泄热导滞，润燥软坚；

枳实——理气消痞；

厚朴——利气消满。

下利热结旁流、脉滑而数，有宿食——大承气汤。

下利、脉弦，木胜土负病，重点在少阳——难治。

景洪贵

伤寒论讲座撷要

（四）三阳合病

"三阳合病，脉浮大，上关上，但欲眠睡，
（太阳、少阳、阳明证候具现。浮：太阳；大：阳明）（少阳）（热扰心神）

目合则汗。"（268）
（热迫津液）

"三阳合病，腹满身重，难以转侧，口不仁面垢，谵语遗尿。
（阳明热盛气壅）　（热伤元气）　（里热熏蒸）　（里热上扰心神）

发汗则谵语。下之则额上生汗，手足逆冷。若自汗出者，白虎汤主之。"（219）
（误汗伤津，热更甚）（误下则阴竭于下，阳无所附）（里热迫津）

成因：太阳、阳明、少阳同时发病，里热炽盛。

辨证要点：腹满身重，难于转侧，口不仁，面垢，谵语遗尿，自汗，脉浮滑。

治法：辛寒清热。

方剂：白虎汤。

石膏——辛寒清热；

知母——清热润燥；

甘草、粳米——益气和中护胃。

（五）太阳阳明并病

"二阳并病，太阳初得病时，发其汗，汗先出不彻，因转属阳明，
（太阳病未解又出现阳明证）　　　（汗不如法）

续自微汗出，不恶寒。若太阳病证不罢者，不可下，下之为逆，
（热入阳明）　　　　（表证未解，不可下）

如此可小发汗。设面色缘缘正赤者，阳气怫郁在表，当解之熏之。
（宜先解表）　　（满面持续通红）　　（阳气被外邪所抑）

若发汗不彻不足言，阳气怫郁不得越，当汗不汗，其人躁烦，不知痛
　　　　　　　　　　　　　　　　　　　　　　（里热盛）

处，乍在腹中，乍在四肢，按之不可得，其人短气，但坐以汗出不彻故也，更发

汗则愈。何以知汗出不彻？，以脉涩故知也。"（48）

（外邪郁闭，阳气壅遏）

治法：

（1）太阳证不罢——小发其汗；

（2）色正赤——用熏法；

（3）烦躁，不知痛处、短气——大青龙汤。（参考38条）

（六）太阳少阳并病

"太阳与少阳并病，头项强痛，或眩冒，时如结胸，心下痞硬者，

（表证未罢，又现少阳之证）（太阳受邪）（胆火上炎）　　（少阳经气不利）

当刺大椎第一间、肺俞、肝俞，慎不可发汗；发汗则谵语，脉弦。五日谵语

（治禁）　　　　（误汗伤津，木火炽盛）

不止，当刺期门。"（142）

（刺肝之募穴，泄火去实）

"太阳少阳并病，　心下硬，颈项强而眩者，当刺大椎、肺俞、肝俞，

（表证未解，又见少阳证）（少阳经郁滞）（太阳经气不利）

慎勿下之。"（171）

（治禁）

太阳少阳并病，若先用发汗法治太阳，少阳病又忌汗，若用和法，又不能解除表证，若用下法，又恐邪气内陷，变生他证，故用刺法治疗，这是很符合道理的。

太阳病篇汇要

太阳病篇喘证五方证治鉴别

方名	病机	主证	脉象	病位	治法
麻黄汤	风寒袭表，肺气不宣	发热恶寒无汗而喘	浮紧	表	发汗解表，宣肺平喘
小青龙汤	外寒里饮	发热恶寒，头身疼痛，无汗而喘	紧而弦	表兼里	外解风寒，内化水饮

续表

方名	病机	主证	脉象	病位	治法
麻杏石甘汤	肺热壅滞	身热汗出而喘	数	里	清宣肺热
葛根芩连汤	里热蒸迫，协热下利	喘而汗出，利遂不止	浮滑而数	表兼里	表里双解，清热止利
桂枝加厚朴杏子汤	风寒袭表，气逆喘息	发热恶风汗出而喘	浮缓	表证动里	祛风解肌，降气平喘

蓄水证与蓄血证鉴别

证名	病因	病位	主证	特征	鉴别要点		病机	治法	方药
					神志	小便			
蓄水证	外邪循经入里，邪与水结	下焦	脉浮，小便不利，微热、口渴，水入则吐，或心烦口燥，或胃脘痞塞	小便不利	正常	不通	水热互结，膀胱气化不利	化气行水兼解表	五苓散
蓄血证	邪热入里，与血相结	下焦	脉微而沉，少腹急结，或硬满，神志错乱如狂，小便自利	少腹急结，神志错乱如狂	如狂	通利	血热互结	活血化瘀	轻：桃核承气汤；重：抵当汤

伤寒与中风鉴别

证候	脉象	症状	鉴别要点
伤寒	浮紧	发热或未发热，恶寒，无汗而喘，体痛，呕逆	脉浮紧、无汗
中风	浮缓	发热，恶风，汗出，或鼻鸣，干呕	脉浮缓、有汗

葛根汤与麻黄汤主证鉴别

方名	葛根汤	麻黄汤
主证	发热，恶风，无汗，头痛，项背强几几，脉浮紧	发热，恶风，无汗，头痛，身疼腰痛，骨节疼痛，喘，脉浮紧
鉴别要点	有项背强几几，无喘	有喘，无项背强几几

葛根汤与桂枝加葛根汤证鉴别

方名	症状		病机	治法
	相同	不同		
葛根汤	项背强几几，发热，恶风	无汗，脉浮紧	邪入经输，经气不利，筋脉失养	发汗解表，升津液，舒经脉
桂枝加葛根汤		反汗出，脉浮缓	风邪侵入经输，经气不舒，津液不行，经脉失养	解肌祛风，升津液，舒经脉

麻黄汤与桂枝汤证鉴别

方名	病因	病机	主证		治法
			相同	相异	
麻黄汤	腠理固密，感受风寒	风寒外束，卫闭营郁	发热恶寒，头项强痛，脉浮	无汗，脉浮紧	辛温发汗
桂枝汤	腠理疏松，感受风邪	风邪袭表，卫开营泄		汗出，脉浮缓	解肌祛风，调和营卫

葛根汤与葛根芩连汤证鉴别

方名	病变	主证	鉴别要点
葛根汤	表里同病，以表证为主	发热恶寒，头项强痛，无汗，下利	无汗
葛根芩连汤	表里同病，以里证为主	汗出，下利，喘，脉急促	自汗

茯苓桂枝甘草大枣汤与桂枝加桂汤证鉴别

方名	病因	病机	临床表现	鉴别要点	治法
茯苓桂枝甘草大枣汤	发汗太过	心阳虚弱，下焦水饮欲动	脐下筑筑然跳动	欲发奔豚，无奔豚之典型证候	重在化气行水
桂枝加桂汤	烧针误汗	心阳虚损，下焦寒气上冲	气从少腹上冲心	必发奔豚，有典型之奔豚证候	重在平冲降逆

苓桂术甘汤与真武汤证鉴别

方名	证候	相同	不同
苓桂术甘汤	心下逆满，头眩，脉沉紧	均为阳虚水停	重点在脾，治疗以健脾利水
真武汤	发热，心悸，头眩，身瞤动，振振欲擗地		重点在肾，治疗以温肾制水

茯苓甘草汤与五苓散证鉴别

方名	证候	病机	病位	鉴别要点
五苓散	发热，口渴，小便不利，脉浮	水停下焦，气化不利，水热互结	下焦	口渴，小便不利
茯苓甘草汤	心下悸，四肢厥冷	胃阳不足，饮停中焦	中焦	口不渴，心下悸，四肢厥冷，小便正常

大、小结胸证鉴别

证名	病因病机	病位	临床表现				治法	方药
			心下硬痛	程度	大便	脉象		
大结胸证	水与热相结	从胸胁连及心下正少腹	按之如石硬	痛甚，拒按	干燥	沉紧（主水热相结较深）	泻热逐水	大陷胸丸：病位高而病轻缓；大陷胸汤：病急而重
小结胸证	痰与热相结	只局限在心下	按之不太硬，按之痛轻	不按则不痛	不畅快	浮滑（主痰热相结不深）	清热化痰散结	小陷胸汤

半夏泻心汤、生姜泻心汤、甘草泻心汤三方鉴别

方名	相同			相异			
	病机	证候	治法	病机	证候	治法	方药
半夏泻心汤	脾胃虚弱，寒热错杂，升降失常	心下痞满，按之柔软不痛，呕吐，下利，肠鸣	和中降逆消痞	脾胃虚弱，寒热错杂	以痞满而呕，肠鸣下利为主	和中降逆，消痞	半夏半升，黄芩三两，黄连一两，干姜三两，人参三两，大枣十二枚，甘草三两
生姜泻心汤				兼水饮食滞	心下痞，干噫食臭，腹中雷鸣下利为主	和胃降逆，宣散水气	即半夏泻心汤减少干姜（二两）用量，加生姜而成，以宣散水饮
甘草泻心汤				脾胃虚较前二者更明显，脾胃俱虚，邪气内陷，虚气上逆	痞利俱甚，谷不化，干呕心烦不得安为主	和胃补中，降逆消痞	即半夏泻心汤加重甘草用量而成（加甘草一两，共四两）

风湿三方汤证鉴别

方名	病机	症状	治法
桂枝附子汤	风湿相搏，风胜于湿（风湿在表）	身体疼痛，不能自转侧，不呕不渴，脉浮虚而涩	温经散寒，去风胜湿
去桂加术汤	风湿相搏，湿胜于风（风湿偏里）	上证兼大便硬，小便自利	温经散寒，健脾燥湿
甘草附子汤	湿留关节（风湿在关节）	骨节疼烦，掣痛不得屈伸，近之则痛剧，汗出短气，小便不利，恶风，不欲去衣，或身微肿	温经散寒，去湿止痛

仲景治疗痹证方功用鉴别

方名	功效	主治	病机
麻黄加术汤	发汗解表，散寒除湿	寒湿在表	寒湿痹阻，阳郁不伸
麻黄杏仁薏苡甘草汤	解表祛湿，轻清宣化	风湿在表	风湿郁表，欲将化热

景洪贵 伤寒论讲座撷要

续表

方名	功效	主治	病机
防己黄芪汤	益气除湿	风湿兼气虚	风湿伤于肌表兼卫虚不固
桂枝附子汤	温经散寒，去风胜湿	风湿兼阳虚（风湿在表）	风湿兼阳虚（风湿在表）
去桂加术汤	温经散寒，健脾燥湿	风湿兼阳虚（风湿在里）	风湿相搏，湿胜于风（风湿偏里）
甘草附子汤	温经散寒，去湿止痛	风湿兼阳虚（风湿在关节）	风湿相搏，湿留关节
黄芪桂枝五物汤	甘温益气，和营行痹	血痹	阴阳俱微，营卫气血不足，血行凝滞

《伤寒论》汗法五种

一、发汗解肌法

"太阳中风，阳浮而阴弱，阳浮者，热自发，阴弱者，汗自出，啬啬恶寒，淅淅恶风，翕翕发热，鼻鸣干呕者，桂枝汤主之。"（12）

二、开表发汗法

"太阳病，头痛发热，身疼腰痛，骨节疼痛，恶风无汗而喘者，麻黄汤主之。"（35）

三、化饮解表法

"伤寒表不解，心下有水气，干呕发热而咳，或渴、或利、或噎、或小便不利少腹满、或喘者，小青龙汤主之。"（40）

四、清里解表法

"太阳中风，脉浮紧，发热恶寒身疼痛，不汗出而烦躁者，大青龙汤主之。"（38）

五、助阳解表法

"少阴病，始得之，反发热，脉沉者，麻黄附子细辛汤主之。"（301）

太阳病误汗产生的变化和治疗

一、伤卫阳

"太阳病，发汗，遂漏不止，其人恶风，小便难，四肢微急，难以屈伸者，桂枝加附子汤主之。"（20）

主证：阳虚液脱，汗漏不止，恶风，小便难，四肢微急，难以屈伸。

治法：调和营卫，固复卫阳。

方剂：桂枝加附子汤。

二、阳虚阴盛

"下之后，复发汗，昼日烦躁不得眠，夜而安静，不呕，不渴，无表证，脉沉微，身无大热者，干姜附子汤主之。"（61）

主证：昼夜烦躁，夜而安静，脉沉微，身无大热。

治法：急速回阳。

方剂：干姜附子汤。

三、阴阳俱虚

"发汗，若下之，病仍不解，烦躁者，茯苓四逆汤主之。"（69）

主证：昼夜均有烦躁。

治法：补阳益阴，安神。

方剂：茯苓四逆汤。

四、表里俱虚

"发汗，病不解，反恶寒者，虚故也，芍药甘草附子汤主之。"（68）

主证：恶寒，脚挛急，汗出恶风。

治法：阴阳双补。

方剂：芍药甘草附子汤。（参考29条芍药甘草汤证）

五、气阴两虚

"发汗后，身疼痛，脉沉迟者，桂枝加芍药生姜各一两人参三两新加汤主之。"（62）

主证：身疼痛脉沉迟。

治法：气阴双补。

方剂：桂枝新加汤。

六、热邪壅肺，肺失宣降

"发汗后，不可更行桂枝汤，汗出而喘，无大热者，可与麻黄杏仁甘草石膏汤。"（63）

主证：汗出而喘，外无大热。

治法：辛凉透达，宣肺清热。

方剂：麻杏甘石汤。

七、伤心气

"发汗过多，其人叉手自冒心，心下悸，欲得按者，桂枝甘草汤主之。"（64）

主证：心气虚，心下悸，欲得手按。

治法：助心阳。

方剂：桂枝甘草汤。

八、伤心阳，水气凌心

"发汗后，其人脐下悸者，欲作奔豚，茯苓桂枝甘草大枣汤主之。"（65）

主证：脐下悸，欲作奔豚。

治法：壮心阳，利水邪。

方剂：茯苓桂枝甘草大枣汤。

九、伤肾阳，水气上泛

"太阳病发汗，汗出不解，其人仍发热，心下悸，头眩，身瞤动，振振欲擗地者，真武汤主之。"（82）

主证：心下悸，眩晕，身瞤动，欲跌倒。

治法：温肾利水。

方剂：真武汤。

十、伤脾阳

"发汗后，腹胀满者，厚朴生姜半夏甘草人参汤主之。"（66）

主证：脾虚气滞，腹胀满。

治法：健脾益气。

方剂：厚朴生姜半夏甘草人参汤。

十一、亡阳厥逆

"伤寒脉浮，自汗出，小便数，心烦，微恶寒，脚挛急，反与桂枝汤攻其表，此误也。得之便厥，咽中干，烦躁，吐逆者，作甘草干姜汤与之，以复其阳；……若重发汗，复加烧针者，四逆汤主之。"（29）

主证：厥逆，咽中干，烦躁吐逆。

治法：回阳救逆。

方剂：先用甘草干姜汤，重者用四逆汤。

十二、伤阴化燥

"伤寒脉浮，自汗出，小便数，心烦，微恶寒，脚挛急，反与桂枝汤攻其表，此误也。……若胃气不和，谵语者，少与调胃承气汤……"（29）

主证：胃气不和谵语。

治法：轻泄里热。

方剂：调胃承气汤。

《伤寒论》桂枝汤加减变化的方剂

仲景在立法选药组方上，根据病情的缓急、患者的体质、既往疾病及脉证，灵活化裁，力求切中病机。桂枝汤（桂枝、芍药、甘草、生姜、大枣）有解肌发汗，调和营卫的功能，治外感风寒表虚证。然而，仲景根据病情需要，在此方的基础上加减化裁，约二十六方（《伤寒论》十九方），使之更加切合新的病情。

一、桂枝加附子汤：桂枝汤加附子

"太阳病，发汗，遂漏不止，其人恶风，小便难，四肢微急，难以屈伸者，桂枝加附子汤主之。"（20）

主治：太阳病发汗后，表阳虚而汗漏不止。

二、桂枝去芍药汤：桂枝汤去芍药

"太阳病，下之后，脉促胸满者，桂枝去芍药汤主之。"（21）

主治：太阳病，误下后，邪陷于胸，而见脉促，胸满。

三、桂枝去芍药加附子汤：桂枝汤去芍药加附子

"若微恶寒者，桂枝去芍药加附子汤主之。"（22）

主治：桂枝汤证兼阳虚恶寒。

四、桂枝加桂汤：原方桂枝用量再加二两

"烧针令其汗，针处被寒，核起而赤者，必发奔豚。气从少腹上冲心者，灸其核上各一壮，与桂枝加桂汤更加桂二两也。"（117）

主治：太阳病，误以烧针取汗，损伤心阳，寒气乘虚上犯，发作奔豚。

五、桂枝加厚朴杏子汤：桂枝汤加厚朴、杏子

"太阳病，下之微喘者，表未解故也，桂枝加厚朴杏子汤主之。"（43）

"喘家作，桂枝汤加厚朴杏子佳。"（19）

主治：宿有喘疾又见太阳中风，或下后表证仍在见喘者。

六、桂枝加葛根汤：桂枝汤加葛根

"太阳病，项背强几几，反汗出恶风者，桂枝加葛根汤主之。"（14）

主治：太阳中风证兼邪入太阳经输而见项背部拘强不舒。

七、桂枝加芍药汤：原方加重芍药三两用量

"本太阳病，医反下之，因尔腹满时痛者，属太阴也，桂枝加芍药汤主之；大实痛者，桂枝加大黄汤主之。"（279）

主治：太阳病误下，伤其阴而脾络失养，见阵发性腹痛。

八、桂枝加大黄汤：原方加大黄二两，倍芍药用量

"本太阳病，医反下之，……大实痛者，桂枝加大黄汤主之。"（279）

主治：太阳病，误下，使脾络不通，而见腹痛甚者。

九、桂枝人参汤：原方减大枣、芍药、生姜，加白术、人参、干姜

"太阳病，外证未除，而数下之，遂协热而利，利下不止，心下痞硬，表里不解者，桂枝人参汤主之。"（163）

主治：太阳病数下，表不解兼里虚下利。

十、桂枝去芍药加蜀漆牡蛎龙骨救逆汤：原方去芍药加蜀漆、牡蛎、龙骨

"伤寒脉浮，医以火迫劫之，亡阳必惊狂，卧起不安者，桂枝去芍药加蜀漆牡蛎龙骨救逆汤主之。"（112）

主治：太阳病误治，致心阳虚，证见惊狂，卧起不安，心悸。

十一、桂枝甘草龙骨牡蛎汤：桂枝汤去芍药、大枣、生姜加龙骨牡蛎

"火逆下之，因烧针烦躁者，桂枝甘草龙骨牡蛎汤主之。"（118）

景洪贵

伤寒论讲座撷要

主治：太阳病误治，损伤心阳，证见心悸，烦躁。

十二、桂枝加芍药生姜人参新加汤：原方加芍药生姜各一两，人参三两

"发汗后，身疼痛，脉沉迟者，桂枝加芍药生姜各一两，人参三两新加汤主之。"（62）

主治：太阳病，发汗后，汗多伤其营血而见身疼不止，脉沉迟者。

十三、去桂加茯苓白术汤：原方去桂枝加茯苓、白术

"服桂枝汤，或下之，仍头项强痛，翕翕发热，无汗，心下满微痛，小便不利者，桂枝去桂加茯苓白术汤主之。"（28）

主治：太阳病饮聚中焦。

十四、小建中汤：桂枝汤加饴糖，倍芍药用量

"伤寒二三日，心中悸而烦者，小建中汤主之。"（102）

主治：伤寒初起，但中焦大虚而见心悸发烦者，或中焦不足，外邪侵扰后见腹痛，脉弦者。

十五、桂枝甘草汤：原方减芍药、大枣、生姜

"发汗过多，其人双手自冒心，心下悸，欲得按者，桂枝甘草汤主之。"（64）

主治：太阳病发汗过多，伤其心阴心阳，证见叉手自冒心，心下悸，欲得按者。

十六、柴胡桂枝汤：桂枝汤与小柴胡汤合用

"伤寒六七日，发热微恶寒，支节疼烦，微呕，心下支结，外证未去者，柴胡桂枝汤主之。"（146）

主治：太阳少阳合病，表不解兼微呕，心下支结。

十七、当归四逆汤：桂枝汤减生姜加当归、通草、细辛

"手足厥寒，脉微细欲绝者，当归四逆汤主之。"（351）

主治：寒凝血瘀的厥逆证，用于手足厥寒，脉细欲绝。

十八、当归四逆加吴茱萸生姜汤：即桂枝汤加当归、通草、细辛、吴茱萸

"其人内有久寒者，宜当归四逆加吴茱萸生姜汤。"（352）

主治：寒邪凝滞气血，四肢厥冷兼见内有积冷、寒饮者。

十九、桂枝附子汤：桂枝汤去芍药加附子三枚，增加桂枝一两

"伤寒八九日，风湿相搏，身体疼烦，不能自转侧，不呕，不渴，脉浮虚而涩者，桂枝附子汤主之。若其人大便硬，小便自利者，去桂加白术汤主之。"（174）

主治：风湿相搏，风胜于湿，风湿在表，身体疼痛，不能自转侧，不呕不渴，脉浮虚而涩。

《伤寒论》麻黄汤加减后演化的方剂

一、大青龙汤：麻黄汤加石膏、生姜、大枣

"太阳中风，脉浮紧，发热恶寒，身疼痛，不汗出而烦躁者，大青龙汤主之。若脉微弱，汗出恶风者，不可服之。服之则厥逆，筋惕肉眴，此为逆也。"（38）

主治：太阳表实无汗，表闭郁热之证。

二、小青龙汤：麻黄汤去杏仁加芍药、细辛、干姜、五味子、半夏

"伤寒表不解，心下有水气，干呕发热而咳，或渴。或利，或噎，或小便不

利、少腹满，或喘者，小青龙汤主之。"（40）

主治：太阳表实证而兼内有水气为患。

三、葛根汤：麻黄汤减杏仁加葛根、芍药、大枣、生姜

"太阳病，项背强几几，无汗恶风，葛根汤主之。"（31）

"太阳与阳明合病者，必自下利，葛根汤主之"（32）

主治：太阳表实无汗证而兼太阳经输不利或太阳阳明合病伤寒表实证兼下利。

四、麻黄杏仁甘草石膏汤：麻黄汤减桂枝加石膏

"发汗后，不可更行桂枝汤，汗出而喘，无大热者，可与麻黄杏仁甘草石膏汤。"（63）

"下后，不可更行桂枝汤，若汗出而喘，无大热者，可与麻黄杏子甘草石膏汤。"（162）

主治：太阳病，误汗、误下，表邪犯肺化热，肺失宣降者。

五、葛根加半夏汤：麻黄汤减杏仁加葛根、芍药、大枣、生姜、半夏

"太阳与阳明合病，不下利但呕者，葛根加半夏汤主之。"（33）

主治：太阳与阳明合病，不下利但呕者。

六、桂麻各半汤：麻黄汤加芍药、生姜、大枣

"太阳病，得之八九日，如疟状，发热恶寒，热多寒少，其人不呕，清便欲自可，一日二三度发。脉微缓者，为欲愈也；脉微而恶寒者，此阴阳俱虚，不可更发汗、更下、更吐也；面色反有热色者，未欲解也，以其不能得小汗出，身必痒，宜桂枝麻黄各半汤。"（23）

主治：伤寒八九日，证情明显好转，大势已去，唯面有热色，这是微邪拂郁在表，小发其汗即可。

七、桂二麻一汤：药与桂麻各半汤方同，但发汗药用量小

"服桂枝汤，大汗出，脉洪大者，与桂枝汤如前法。若形似疟，一日再发者，汗出必解，宜桂枝二麻黄一汤。"（25）

主治：汗后余邪未尽，汗出不彻，也应小发其汗。

八、桂枝二越婢一汤：麻黄汤去杏仁加芍药、石膏、生姜、大枣

"太阳病，发热恶寒，热多寒少。脉微弱者，此无阳也，不可发汗。宜桂枝二越婢一汤。"（27）

主治：太阳表证未解又见里证者。

九、麻黄升麻汤：麻黄汤去杏仁加升麻、当归、知母、黄芩、玉竹、芍药、天冬、茯苓、石膏、白术、干姜

"伤寒六七日，大下后，寸脉沉而迟，手足厥冷，下部脉不至，咽喉不利，唾脓血，泄利不止者，为难治，麻黄升麻汤主之。"（357）

主治：伤寒大下后，表热陷入上焦血分，而下焦寒甚，腹泻不止，故有解表、清热温下、补虚益血的作用。

太阳病失治的转归

伤寒失治：（1）鼻衄；（2）蓄血；（3）夹水气；（4）阳郁烦躁。
中风失治：蓄水。

景洪贵

伤寒论讲座撷要

《伤寒论》"药同名异"方剂鉴别

方名	药物剂量	药物组成	主治
桂枝汤 与 桂枝加桂汤	三两 桂枝 五两	桂枝、芍药、大枣、生姜、甘草	治太阳中风 治奔豚病
桂枝附子汤 与 桂枝去芍药加附子汤	四两　三枚 桂枝　附子 三两　一枚	桂枝、附子、生姜、大枣、甘草	治风湿相搏，风湿在表 太阳误下伤阳，脉促胸满，微恶寒
桂枝汤 与 桂枝加芍药汤	三两 芍药 六两	桂枝、芍药、大枣、生姜、甘草	治太阳中风 治太阳误下后腹满时痛
四逆汤 与 通脉四逆汤	一枚 附子 大一枚	甘草、附子、干姜	治少阴阳气虚衰或亡阳证 治少阴病阴寒内盛格阳于外
抵当汤 与 抵当丸	水蛭、芒虫、桃仁、大黄 用量减少一半，改汤为丸	水蛭、虻虫、桃仁、大黄	治血热初结，可见发狂，病情较急 治血已结实不发狂，而病情较缓
半夏泻心汤 与 甘草泻心汤	三两 甘草 四两	半夏、黄连、黄芩、干姜、人参、大枣、甘草。	治寒热错杂升降失司之呕逆 治多次误下，胃气重虚之痞

　　仲景在组方用药和确定剂量时，非常重视患者体质的强弱、病程的长短、病势轻重，以及所用药物的性质和作用强度等具体情况来进行全面考虑。分析仲景所创制的方剂就不难看出，药物用量的比例及其加减变化，主要是根据病情的需要以及药物的性能而确定的。一个方剂的药物用量的比例，一经变化，就可以改变其功能及其主治，甚或方名也随之改变。

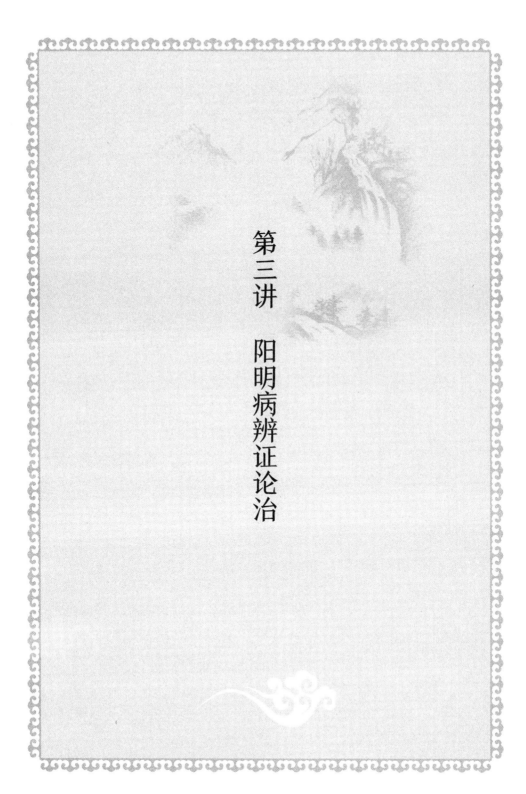

第三讲　阳明病辨证论治

概　述

一、含义

（一）范围

阳明，阳气极盛之义。三阳之一，亦是六经之一，包括手阳明大肠经与足阳明胃经。手阳明大肠经与手太阴肺经为表里，足阳明胃经与足太阴脾经为表里。

（二）定义

阳明病是外感病过程中邪入阳明，使胃肠功能失常，邪气从燥化热，而出现以里证、实证、热证为特征的证候。

二、生理功能特点

（一）阳明腑

胃（肠）主受纳、腐熟、传导、排泄。

胃——主燥、主降，属腑属阳——易从热化（实则阳明）。

脾——主湿、主升，属脏属阴——易从寒化（虚则太阴）。

与脾肺有关。

（二）阳明经

（1）手阳明大肠——主传导。

（2）足阳明胃经起于鼻旁，手阳明经止于鼻旁——阳明主面。

三、病程

外感疾病之前期、极期过程。

四、病位

里（内以候胃肠、外以候肌肉）。

五、病性

里证、实证、热证、阳证。

六、成因

阳明病的成因主要为以下两个方面：

一是他经传来：（1）太阳病失治或误治，伤津耗液，导致胃中干燥而转属阳明，即"太阳阳明"；（2）少阳病误用汗法、下法、利小便，伤津化燥而成阳明病，即"少阳阳明"；（3）三阴病阴寒之邪郁久，或少阴热化证伤津化燥，或寒化证阳复太过，转属阳明，而成阳明病。

二是阳明自病（正阳阳明）：由于素体阳气盛，或有宿食，或为燥热所感，病证直接从阳明化燥而成阳明病。

七、病理

胃肠燥热内盛。

八、证候特点：胃家实

（1）燥热亢盛而无肠中燥屎：大热、大渴、大汗、脉洪大。

（2）热与燥屎相结：潮热谵语、腹满硬痛、大便秘结、手足濈然汗出、脉沉实、舌苔黄燥或焦裂起刺。

九、证候分类

主要分三大证候：一是阳明经证；二是阳明腑证；三是阳明变证：

（1）热与太阴相合、湿热熏蒸肝胆，胆汁不循常道：黄疸。

（2）深入血分（阳明多气多血），致血热妄行出现鼻衄、蓄血等，称为阳明蓄血证。

十、治法

（一）原则

清下实热、保存津液。

（二）具体治法

1. 经证：清法

虚热扰胸膈——栀子豉汤（阴虚内热）。

热盛阳明——白虎汤。

余热未除——竹叶石膏汤。

2. 腑证：下法

1）急下：

燥实——调胃承气汤。

痞满不燥——小承气汤。

痞满燥实——大承气汤。

2）润下——津伤便秘——脾约丸。

3. 发黄变证

偏表——麻黄连轺赤小豆汤。

偏里——茵陈蒿汤。

半表半里——栀子柏皮汤。

十一、治禁

不可妄汗，利小便。

阳明病的主要治法以清下实热为主，但应注意中病即止，重视"保胃气，存津液"。由于阳明病的本质是燥热成实，燥热之邪最易伤津耗液，因此不可妄发汗和利小便，否则津液受损，燥热更盛，变生他证。

阳明病辨证纲要

"阳明之为病，胃家实也。"（180）
（阳明经证和腑证）

病机：胃肠燥热亢盛。

"问曰：阳明病外证云何？曰：身热，汗自出，不恶寒，
（里热炽盛）（迫津外泄）（无表证）

反恶热也。"（183）
（临床特征）

"伤寒三日，阳明脉大。"（186）
（里热炽盛，鼓动血脉）

三条共论阳明病之提纲，脉证。

胃家实应包括阳明经证和阳明腑实证两方面。其辨证要点如下：阳明经证以身热，汗自出，不恶寒，反恶热，脉洪大为临床特征；阳明腑实证以潮热谵语，腹满痛拒按，大便秘结，舌质红，舌苔黄或焦燥，脉沉实或滑数为临床特征。基本病机是胃肠燥热亢盛。凡具备阳明病的临床特征，符合此病机者，即可辨证为阳明病。

阳明病病因病机

一、他经传来

（一）太阳失治误治，津伤胃燥（太阳阳明）

"问曰：何缘得阳明病？答曰：太阳病，若发汗，若下，若利小便，
（表证）   （误治）

此亡津液，胃中干燥，因转属阳明。不更衣，内实，大便难者，
（损伤津液）   （主要症状）

此名阳明也。"（181）

景洪贵

伤寒论讲座撷要

"本太阳病初得时，发其汗，汗先出不彻，因转属阳明也。伤寒发热
　　　　　　　　　　（误汗）

无汗，呕不能食，而反汗出濈濈然者，是转属阳明也。"（185）
　　　　　　　　　（里热迫津外泄）

"伤寒转系阳明者，其人濈然微汗出也。"（188）
　　　　　　　　　（主证：汗出连绵不断）

（二）少阳误汗、下，津伤化燥（少阳阳明）

"少阳阳明者，发汗利小便已，　胃中躁烦实，大便难是也。"（179）
　　（少阳误汗，误利小便）　（主要症状）　（少阳邪热化燥入阳明）

二、阳明自病（正阳阳明）

"正阳阳明者，胃家实是也。"（179）
　　　　　　　　（阳明经证和腑证）

　　阳明病的成因有三：一是太阳病汗不得法，或误用吐、下，或利小便，导致
津液受损，邪入阳明化燥，约束脾阴，使其不能为胃行其津液，津液不能还入胃
肠，而致大便秘结，形成脾约，此即"太阳阳明"。二是外邪直犯阳明，化热成
燥成实，或宿食化燥成实，而形成阳明腑实证，称之为"正阳阳明"。三是少阳
病误用汗、吐、下、利小便等法，津液受损，少阳之邪由热化燥入于阳明，形成
胃中燥热实证，而见大便难，称之为"少阳阳明"。

阳明病经证

一、胃热证

"伤寒脉浮滑，此以表有热，里有寒，　　　　白虎汤主之。"（176）
　（里热炽盛）（应为表有寒：四肢厥冷；里有热：脉滑）（辛寒清热）

"三阳合病，腹满身重，难以转侧，口不仁面垢，谵语遗尿。
　　　　　（热盛气滞）　（热伤气津）　（里热熏蒸）　（胃热扰心神）

发汗则谵语。下之则额上生汗，手足逆冷。若自汗出者，白虎
（误汗伤津）　　　　　（误下津伤，阴竭于下，阳脱于上）　　　　（里热炽盛）

汤主之。"（219）

　　成因：外邪入里，里热炽盛。

　　辨证要点：发热、汗出、口渴，甚或腹满，身重，口不仁，面垢、谵语，遗尿，脉浮滑。

　　病机：阳明热炽。

　　治法：辛寒清热。

　　方剂：白虎汤。

　　石膏——辛寒清热；

　　知母——清热润燥；

　　甘草、粳米——益气和中。

　　关于176条"表有热，里有寒"之义，诸家见仁见智，至今仍是《伤寒论》中悬而未决的问题之一。综合白虎汤的功效和主治证，以及350条"伤寒脉滑而厥者，里有热，白虎汤主之。"笔者认为应理解为"表有寒，里有热"。"表"，即指"外"。外有寒，"四肢厥冷"，里有热，才能与白虎汤功效相符。

二、胃热津伤证

"伤寒若吐若下后，七八日不解，热结在里，表里俱热，时时恶风，
　　　　（伤寒误治）　　　　　　　（里热炽盛）（外见热象）（津气两伤，卫外不固）

大渴，舌上干燥而烦，欲饮水数升者，白虎加人参汤主之。"（168）
（津气两伤）　　　（饮水自救）

"伤寒无大热，口燥渴，心烦，背微恶寒者，白虎加人参汤主之。"（169）
　（表无热）　　（里热炽盛伤津）　（气虚不卫外）（辛寒清热，益气生津）

"伤寒脉浮，发热无汗，其表不解，不可与白虎汤。渴欲饮水，
　　　　　（表证仍在）　　　　　（治应解表）　　（津气两伤）

无表证者，白虎加人参汤主之。"（170）
（再次强调有表证不能清里）

"若渴欲饮水，口干舌燥者，白虎加人参汤主之。"（222）
　　（津气两伤）　　　　　　（辛寒清热，益气生津）

成因：太阳病误治，热邪入里，津气受损。

辨证要点：发热、汗出、舌上燥而口渴甚，伴见时时恶风或背微恶寒。

病机：里热炽盛、津气受损。

治法：辛寒清热、益气生津。

方剂：白虎加人参汤。

石膏——辛寒清热；

知母——清热润燥；

甘草、粳米——益气和中；

人参——益气生津。

三、胃热津伤气逆证

"伤寒解后，虚羸少气，气逆欲吐，竹叶石膏汤主之。"（397）
　（热病后期）　（津气两虚）　（余热内扰，胃失和降）

成因：热病后期，津气两伤，余热未尽，胃失和降。

辨证要点：热病解后，身体虚弱消瘦，短气不足以息，干呕欲吐。

病机：余热未尽、津伤气逆。

治法：清热和胃、益气生津。

方剂：竹叶石膏汤。

石膏、竹叶——清解余热；

人参、麦冬、甘草——益气养阴；

粳米——益气和中；

半夏——和胃降逆。

白虎汤、白虎加人参汤、竹叶石膏汤证鉴别

方名 鉴别	白虎汤	白虎加人参汤	竹叶石膏汤
病因	热入阳明	太阳病汗之太过，或误用吐下	伤寒解后，余热未尽

鉴别\方名	白虎汤	白虎加人参汤	竹叶石膏汤
病机	阳明胃热炽盛	胃热津伤	余热未尽，津气虚少，胃气上逆（胃热津伤气逆）
临床表现 症候	壮热，烦渴，汗出	身热，汗出，大烦渴不解	身体虚弱，消瘦少气，气逆欲呕，发热，心烦不得眠
临床表现 舌象	舌红，苔黄	舌红，苔黄燥	舌红干燥，苔少
临床表现 脉象	洪大或浮滑	洪大	虚数
治法	辛寒清热	辛寒清热，益气生津	清热和胃，益气生津
药物	石膏、知母清阳明独盛之热；甘草、粳米益气调中，防辛寒伤胃之弊	白虎汤清阳明之燥热；加人参益气生津	竹叶、石膏清热除烦；人参、甘草益气生津；麦冬、粳米滋养胃液；半夏和胃降逆

胃津不足证与蓄水证鉴别

证型\鉴别	成因	病机	证候	治法	药方
胃津不足证	太阳病汗之太过，或误用吐下，表邪已罢	津液损伤，胃中干燥	汗出，口渴，烦躁不得眠，脉大，但无表证和小便不利之证	清热生津	（1）少量饮水；（2）白虎加人参汤
蓄水证	太阳病汗之太过，或汗不如法，表邪未尽，循经入里	邪入膀胱，气化失司，邪与水结	恶寒，发热，头痛，口渴，小便不利，烦躁，脉浮，有表证及小便不利证	化气行水，兼解表邪	五苓散

四、阴虚水热互结证

"若脉浮发热，渴欲饮水，小便不利者，猪苓汤主之。"（223）
（里热盛）　　（津液受损）　（水饮内停）　　（育阴利水）

"阳明病，汗出多而渴，不可与猪苓汤，以汗多胃中燥，
（里热炽盛，迫津外泄）　　　　（内无水饮）　　　（原因：胃热津伤）

猪苓汤复利其小便故也。"（224）

本条论述了猪苓汤的禁忌证：无水饮内停者，不能用猪苓汤。

成因：阳明病误治，后余热未除，津液受损，水气不利。

辨证要点：发热，口渴，小便不利，脉浮，或见下利，咳而呕，心烦不得眠。

病机：阴伤有热，水气不利。

治法：清热滋阴利水。

方剂：猪苓汤。

猪苓、茯苓、泽泻——利水；

阿胶、滑石——育阴清热。

五、内热阴虚证（栀子豉汤证）

"阳明病，脉浮而紧，咽燥口苦，腹满而喘，发热汗出，不恶寒反
　　　　　　　（里热炽盛）　　　　　　（热壅气滞）　　　　（阳明经证）

恶热，身重。若发汗则躁，心愦愦反谵语，若加温针，
　　　　　　　（阳明病误汗）　（发汗伤阴，虚热扰心神）　（热者寒之，误温法）

必怵惕烦躁不得眠。若下之，则胃中空虚，客气动膈，心中懊憹，舌上苔者，
（阴液更伤）　　（再误下）　　　　（虚热上扰心神）

栀子豉汤主之。"（221）

"阳明病，下之，其外有热，手足温，不结胸，心中懊憹，饥不能
（阳明经证）（误下）　　　　　　　　（无痞满腹胀）（虚热扰心神）

食，但头汗出者，栀子豉汤主之。"（228）
　　（阴虚内热）

成因：阳明经证误汗、误温针、误下，津液受损，阴虚内热，虚热上扰心神。

主证：心中烦乱，恐惧不安，不得眠，饥不能食，但头汗出，舌上苔。

病机：阳明病误治伤阴，内热阴虚，虚热上扰心神。

治法：清热养阴。

方剂：栀子豉汤。

栀子——清热除烦；

豆豉——养阴。

阳明病腑实证

一、燥实证

"阳明病，不吐不下，<u>心烦者</u>，可与调胃承气汤。"（207）
　（燥热结实）　　　（热邪上扰心神）

"<u>太阳病三日，发汗不解</u>，<u>蒸蒸发热者</u>，属胃也，调胃承气汤
　　　（发汗不当）　　　　（里热外蒸）

主之。"（248）

"<u>伤寒吐后</u>，<u>腹胀满者</u>，与调胃承气汤。"（249）
　（误治）（邪热化燥成实）

成因：（1）外邪直犯阳明，燥热结实；（2）太阳病发汗不当，转属阳明结实；（3）误吐，热邪化燥成实。此即阳明病的成因有太阳阳明，正阳阳明。

辨证要点：腹胀满，心烦、蒸蒸发热，大便不通。

病机：里热炽盛、燥热初结胃肠。

治法：泻热和胃，软坚润燥。

方剂：调胃承气汤。

大黄——攻积导滞，泻热去实；

芒硝——润燥软坚，泻热导滞；

甘草——甘缓和中。

二、痞满证

"阳明病，其人多汗，以津液外出，<u>胃中燥，大便必硬</u>，<u>硬则谵语</u>，
　　　　（里热炽盛，迫津外泄）　　　（津液亏损）　　　（热扰心神）

小承气汤主之。<u>若一服谵语止者，更莫复服</u>。"（213）
　　　　　　（中病即止）

"阳明病，<u>谵语发潮热</u>，　<u>脉滑而疾者</u>，小承气汤主之。因与承气
　　　（里热炽盛，上扰心神）（里热鼓动脉流加速）

112

汤一升，腹中转气者，更服一升，　　　　若不转气者，勿更与之。明日又不大
（药物作用下浊气下趋，可再服以泻下燥实）（无燥屎内阻）　（不能续下）

便，脉反微涩者，里虚也，为难治。不可更与承气汤也。"（214）
　　（气阴两虚）

"太阳病，若吐若下若发汗后，微烦，　　小便数，　　大便因硬者，
　（太阳病误治）　　　　　（邪热上扰）（热迫津偏渗）（伤津化燥，燥热内结）

与小承气汤和之愈。"（250）

　　成因：邪热直犯阳明或太阳病误治邪热入里化燥。

　　辨证要点：大便硬，潮热或发热微烦，腹大满，脉滑而急。

　　病机：热盛于里、胃中干燥、燥屎内结。

　　治法：泻热通便，破滞除满。

　　方剂：小承气汤。

　　大黄——泻热去实；

　　厚朴——行气除满；

　　枳实——理气消痞。

三、痞满燥实证

"阳明病，下之，心中懊憹而烦，胃中有燥屎者，可攻。腹微满，
（阳明经病误下）　（热扰心神）　　（大便干结）　（治法）　（无燥屎）

初头硬，后必溏，不可攻之。若有燥屎者，宜大承气汤。"（238）
　　　　　　　　　（大便硬结）

"病人不大便五六日，绕脐痛，烦躁，发作有时者，此有燥屎，
　　（热与燥屎内结）　　　　　（热扰心神）

故使不大便也。"（239）

"阳明病，谵语有潮热，反不能食者，胃中必有燥屎五六枚也；
　　　　（燥热内结，上扰心神）

若能食者，但硬耳，宜大承气汤下之。"（215）
　　（大便结硬）

"大下后，六七日不大便，烦不解，腹满痛者，此有燥屎也。
（大下后燥热复结）　　　　　　　　　　（腑气不通）

所以然者，本有宿食故也，宜大承气汤。"（241）
（原因：内郁宿食）

"病人小便不利，大便乍难乍易，时有微热，喘冒不能卧者，
（燥屎内结，腑气不通）　　　　　　　　（浊邪干肺）

有燥屎也，宜大承气汤。"（242）

"伤寒若吐若下后不解，不大便五六日，上至十余日，日晡所发
（太阳病误治）　　　　　　　（邪热与燥屎相结）

潮热，不恶寒，独语如见鬼状。若剧者，发则不识人，循衣摸床，
（燥热上扰心神）　　　　　　　　　　（津竭正衰，心神失养）

惕而不安，微喘直视，脉弦者生，涩者死。微者，但发热谵语者，
（正气犹存）　　　　　　　　　　（正虚津枯）

大承气汤主之。若一服利，则止后服。"（212）
（中病即止）

"二阳并病，太阳证罢，但发潮热，手足濈濈汗出，大便难
（太阳病未解又现阳明病）　　　　（里热炽盛，迫津外泄）　　　（热与燥屎相结）

而谵语者，下之则愈，宜大承气汤。"（220）
（扰心神）　（治疗原则）

成因：（1）邪热直犯阳明与燥屎相结；（2）太阳病误治，邪热入里，与燥屎相结。

辨证要点：潮热，谵语，大便秘结，腹胀满绕脐痛，拒按，手脚濈濈汗出，脉沉实有力。重者不识人，循衣摸床，惕而不安，微喘直视。

病机：燥热内结、腑气不通。

治法：攻下实热、荡除燥结。

方剂：大承气汤。

大黄——攻积导滞，荡涤胃肠，泻热去实；

芒硝——润燥软坚，泻热导滞；

枳实——理气消痞；

厚朴——利气消满。

三承气汤证鉴别

大承气汤、小承气汤、调胃承气汤均是治疗阳明腑实证的方剂，适用于热结里实之证，以发热、便秘、腹满痛、脉沉实为共有症状。在具体运用上，三个承气汤是略有区别的。病机上以燥热偏重，而痞满不甚，表现为蒸蒸发热，腹胀满，不大便者，选调胃承气汤，以润燥软坚，泄下实结。病理上以气滞偏重，痞满较甚而燥热结聚较轻，临床表现潮热，腹胀严重，大便硬，不通为主者，宜用小承气汤，以消痞除满，清热攻下。病理上以燥结、气滞俱甚，痞满燥实坚均重，临床表现为潮热，谵语，大便秘结，腹胀满痛或绕脐痛者，选大承气汤以峻下实热，通积滞，除燥屎。

三承气汤证鉴别

药物功效	大黄，泻实；厚朴，除满；枳实，消痞；芒硝，润燥软坚；甘草，和中			
方名		大承气汤	小承气汤	调胃承气汤
组成		大黄四两，芒硝三合，厚朴二两，枳实五枚	大黄四两，厚朴二两，枳实三枚	大黄四两，甘草二两，芒硝半升
证型		痞满燥实	痞满	燥实
相同	病因	同属热入阳明燥热内结		
	病机	燥热内盛与糟粕相结		
	证候	都可出现发热，汗出，谵语，便秘，腹满，脉沉实		
相异	腹部	腹满，按之硬胀痛，拒按	胸腹胀满甚且有疼痛	腹胀满
	发热	潮热	潮热	蒸蒸发热
	大便	大便秘结	大便硬而不通	不大便
	脉象	沉实有力	沉实或滑疾	滑数
	舌象	舌红，苔焦黄起刺	舌红，苔老黄	舌红，苔黄
	病机	实热壅盛，燥与矢结	燥热内结，腑气不通	燥热初结胃肠
	治法	攻下实热，荡除燥结	泻热通便，破滞除满	泻热和胃，软坚润燥

大承气汤的煎服法

"以水一斗，先煮二物，取五升，去滓，内大黄，更煮取二升，去滓，内芒硝，更上微火一两沸，分温再服。得下，余勿服。"

仲景非常重视药物的煎法、服法，为后世医家留下深刻启迪。徐灵胎说："煎药之法，最宜深讲，药之效之不效，全在乎此。"李时珍云："凡服汤药，虽品物专精，修治如法，而煎药者，鲁莽造次，水火不良，火候失度，则药亦无功。"《嘉祐补注本草》载："病在胸膈以上者，先食后服药；病在心腹以下者，先服药而后食……"可见，煎服方法直接影响药效。然具体的煎、服方法，还应根据病证、药物等的具体情况而定。总之，医生必须根据病情和处方中药物组织的要求，把煎药方法，服药方法，详细嘱告患者或家属，这是提高药效重要的一环。

大承气汤使用指征

一、潮热、大便已硬结

"阳明病，潮热，大便微硬者，可与大承气汤，不硬者不可与之。若不大便六七日，恐有燥屎，欲知之法，少与小承气汤，汤入腹中，转矢气者，此有燥屎也，乃可攻之。若不转矢气者，此但初头硬，后必溏，不可攻之，攻之必胀满不能食也。欲饮水者，与水则哕。其后发热者，必大便复硬而少也，以小承气汤和之。不转矢气者，慎不可攻也。"（209）

二、潮热、脉已沉实，大便已硬

"病人烦热，汗出则解，又如疟状，日晡所发热者，属阳明也。脉实者，宜下之；脉浮虚者，宜发汗。下之与大承气汤，发汗宜桂枝汤。"（240）

三、烦躁不安，不大便六七日，小便自利，是大便已硬

"得病二三日，脉弱，无太阳、柴胡证，烦躁，心下硬。至四五日，虽能

食，以小承气汤，少少与，微和之，令小安，至六日，与承气汤一升。若不大便六七日，小便少者，虽不受食，但初头硬，后必溏，未定成硬，攻之必溏；须小便利，屎定硬，乃可攻之，宜大承气汤。"（251）

四、潮热、手足濈然汗出，是大便已硬

"阳明病，脉迟，虽汗出不恶寒者，其身必重，短气腹满而喘，有潮热者，此外欲解，可攻里也。手足濈然汗出者，此大便已硬也，大承气汤主之；若汗多，微发热恶寒者，外未解也。其热不潮，未可与承气汤；若腹大满不通者，可与小承气汤，微和胃气，勿令至大泄下。"（208）

五、潮热谵语，不大便五六日，是大便已硬

"伤寒若吐若下后不解，不大便五六日，上至十余日，日晡所发潮热，不恶寒，独语如见鬼状。若剧者，发则不识人，循衣摸床，惕而不安，微喘直视，脉弦者生，涩者死。微者，但发热谵语者，大承气汤主之。若一服利，则止后服。"（212）

六、攻燥矢

燥矢是坚硬异常的粪块，顽固难下，数量多少不等，有时虽然腹泻，燥矢却不下行，有腹泻用小承气汤（374）。若不腹泻，一般用大承气汤。

对于燥矢的判断有以下几点：

（1）不大便五六日，又有潮热，可能是燥屎阻塞，可先用小承气汤试之，若仅有矢气，为有燥矢。

"阳明病，潮热，大便微硬者，可与大承气汤，不硬者不可与之。若不大便六七日，恐有燥屎，欲知之法，少与小承气汤，汤入腹中，转矢气者，此有燥屎也，乃可攻之。若不转矢气者，此但初头硬，后必溏，不可攻之，攻之必胀满不能食也。欲饮水者，与水则哕。其后发热者，必大便复硬而少也，以小承气汤和之。不转矢气者，慎不可攻也。"（209）

（2）不能进食，闻见食味也不能耐受："阳明病，谵语有潮热，反不能食者，胃中必有燥屎五六枚也；若能食者，但硬耳，宜大承气汤下之。"（215）

（3）阳明病下后，本当病去人安，若腹满又兼心中懊憹，是病重药轻，燥矢尽："阳明病，下之，心中懊憹而烦，胃中有燥屎者，可攻。腹微满，初头硬，后必溏，不可攻之。若有燥屎者，宜大承气汤。"（238）

（4）全身汗出，可见津液未竭，大便未硬，若出现谵语，即是内有燥矢。

（5）病人不大便六七日，不定时烦躁，脐周围疼痛，是有燥矢。"病人不大便五六日，绕脐痛，烦躁，发作有时者，此有燥屎，故使不大便也。"（239）

（6）大下之后，又有六七日不大便，烦而腹满腹痛，是宿食结为燥矢："大下后，六七日不大便，烦不解，腹满痛者，此有燥屎也。所以然者，本有宿食故也，宜大承气汤。"（241）

（7）病人小便不利，津液还能注入肠中，大便不应该困难，若大便有时难，有时易，是有燥屎："病人小便不利，大便乍难乍易，时有微热，喘冒不能卧者，有燥屎也，宜大承气汤。"（242）

小承气汤使用指征

一、典型的适应证：太阳病由于误用汗吐下法伤其津液，现小便数，是大便已硬，宜用本方

"太阳病，若吐若下若发汗后，微烦，小便数，大便因硬者，与小承气汤和之愈"（250）。又如得病二三日，脉不实，不任攻下，心下硬而烦躁不安，既无表证，又非柴胡证，显然胃中有宿食滞结，已非调胃承气所能治；心下硬在胃而不在肠，令患者少安，再观其转机，随证施治。"得病二三日，脉弱，无太阳、柴胡证，烦躁，心下硬。至四五日，虽能食，以小承气汤，少少与，微和之，令小安，至六日，与承气汤一升。若不大便六七日，小便少者，虽不受食，但初头硬，后必溏，未定成硬，攻之必溏；须小便利，屎定硬，乃可攻之，宜大承气汤。"（251）

二、不具备大承气汤使用指征，而又非下不可者

"阳明病，脉迟，虽汗出不恶寒者，其身必重，短气腹满而喘，有潮热者，此外欲解，可攻里也。手足濈然汗出者，此大便已硬也，大承气汤主之；若汗多，微发热恶寒者，外未解也。其热不潮，未可与承气汤；若腹大满不通者，可与小承气汤，微和胃气，勿令至大泄下。"（208）

三、虽有大承气汤的临床特征，但脉证不完全具备者

如患者大便已硬，日晡谵语，已可考虑用大承气汤，但如果本证是由于汗出过多，胃中太燥所致，又恐大下伤阴，所以也可小承气汤代之，并且一般一服谵语止后，即小承气汤亦不可再服（见213条）。又如患者谵语潮热并见，可考虑大承气汤，但脉不迟，反流利滑数，说明正气已有不能支持的预兆，也不可用大承气汤，仍再服本方。若不转矢气，是基本上无硬便，即小承气汤也不可再服，若次日又不大便，脉转微涩，是阴气已伤，不可下，下更伤正，即成难治之证（见214条）。

"阳明病，其人多汗，以津液外出，胃中燥，大便必硬，硬则谵语，小承气汤主之。若一服谵语止者，更莫复服。"（213）

"阳明病，谵语发潮热，脉滑而疾者，小承气汤主之。因与承气汤一升，腹中转气者，更服一升，若不转气者，勿更与之。明日又不大便，脉反微涩者，里虚也，为难治。不可更与承气汤也。"（214）

四、测验有无燥屎

"阳明病，潮热，大便微硬者，可与大承气汤，不硬者不可与之。若不大便六七日，恐有燥屎，欲知之法，少与小承气汤，汤入腹中，转矢气者，此有燥屎也，乃可攻之。若不转矢气者，此但初头硬，后必溏，不可攻之，攻之必胀满不能食也。欲饮水者，与水则哕。其后发热者，必大便复硬而少也，以小承气汤和之。不转矢气者，慎不可攻也。"（209）

服大承气汤下后，不多几日又发热，是余邪未尽，大便又硬，用小承气汤。

小承气汤、厚朴三物汤、厚朴大黄汤证鉴别

三方均由大黄、厚朴、枳实三药组成，具有泄热行气之功，以用于热结气滞引起的大便秘结、腹胀痛、脉沉实之证为共同之处。小承气汤以下利谵语、潮热、燥屎为主症，病在实滞阳明、热结旁流，治以荡热导滞、通因通用；厚朴三物汤以腹满疼痛、大便闭结为主症，病为气滞热结在肠，治以行气除满、泄热止痛；厚朴大黄汤以脘腹满胀、心下实痛为主症，病属饮热互结胸胃，治以逐饮荡热，行气开郁。

《金匮要略·腹满寒疝宿食病脉证治》："痛而闭者，厚朴三物汤主之。"

《金匮要略·痰饮咳嗽病脉证并治》："支饮胸满者，厚朴大黄汤主之。"

小承气汤、厚朴三物汤、厚朴大黄汤证鉴别

方名 \ 鉴别	君药	臣药	佐使药	配伍特点	功效	主治
小承气汤	大黄四两	枳实三枚	厚朴二两	大黄为君，泻下荡积为主，理气为辅	泻热通便，消积除满	燥屎积滞，腹满痛便秘，谵语，潮热或热结旁流
厚朴三物汤	厚朴八两	枳实五枚	大黄四两	厚朴为君行气力强，泻下力弱	行气除满，泄热通腑	实热内结，气机不畅之腹满痛，大便闭结饮阻气逆，腑气不通之心下时痛，兼腹满便秘
厚朴大黄汤	厚朴一尺	大黄六两	枳实四枚	厚朴为君，理气为主，荡涤通腑为辅	理气逐饮，荡涤实邪通腑	饮阻气逆，腑气不通之心下时痛，兼腹满便秘

调胃承气汤的使用指征

一、里热重而未至燥实

"阳明病，不吐不下，心烦者，可与调胃承气汤。"（207）

"太阳病三日，发汗不解，蒸蒸发热者，属胃也，调胃承气汤主之。"（248）

二、余邪未尽

"伤寒吐后，腹胀满者，与调胃承气汤。"（249）

"伤寒十三日，过经谵语者，以有热也，当以汤下之。若小便利者，大便当硬，而反下利，脉调和者，知医以丸药下之，非其治也。若自下利者，脉当微厥，今反和者，此为内实也，调胃承气汤主之。"（105）

阳明病三急下证

"伤寒六七日，目中不了了，睛不和，无表里证，
（燥热亢盛，阴津欲竭，上不荣目，则见视物不清，眼球转动不灵活）

大便难，身热者，此为里实也，急下之，宜大承气汤。"（252）
（燥热内结）

"阳明病，发热汗多者，急下之，宜大承气汤。"（253）
（里热蒸腾，迫津外泄）

"发汗不解，腹满痛者，急下之，宜大承气汤。"（254）
（津伤热炽，燥屎内结，气机阻滞）

病机：阳亢阴竭，胃燥津枯。

治法：急下存阴。

方剂：大承气汤。

下法禁例

一、太阳阳明兼病，表证不解，里证不急，不可攻之

"伤寒呕多，虽有阳明证，不可攻之。"（204）

伤寒呕多不能攻的原因：

（1）太阳阳明兼病，表证不解，里证不急，治应先解表。

（2）阳明里热，病在胸膈胃脘而不在腑。

（3）少阳阳明，少阳禁下。

二、病在胸膈，邪热未入腑成实，不可攻之

"阳明病，心下硬满者，不可攻之。攻之利遂不止者死，
（因不痛，且无腹部见症，判定病位在上）　（损伤脾胃，病邪内陷，预后不良）

利止者愈。"（205）
（利自止，胃气渐复，预后良好）

三、病在经者，不可攻之

"阳明病，面合色赤，不可攻之，必发热。色黄者，小便不利
（阳明经证）　　　　　　　　　　　　　（湿热不能从小便出，故发黄）

也。"（206）

四、阳明病兼表邪未解者，不可攻之

"阳明中风，口苦咽干，腹满微喘，发热恶寒，脉浮而紧，若下之，
（少阳证）　（阳明证）　　（太阳证）

则腹满　　　　小便难也。"（189）
（表邪内陷，气机不运）（津液受损）

五、胃中虚冷禁下

"阳明病，不能食，攻其热必哕，所以然者，胃中虚冷故也。
（脾胃虚寒，不能受纳）　　　　　　　（禁下的原因）

与其人本虚，攻其热必哕。"（194）
（苦寒伤中，脾胃更虚，浊阴上逆）

阳明病寒证

"阳明病，若能食，名中风；不能食，名中寒。"（190）
（风邪侵袭阳明胃，阳能化谷）　（寒邪侵袭阳明胃，阴不化谷）

区别要点：能食，不能食。

"阳明病，若中寒者，不能食，小便不利，手足濈然汗出，
（中焦虚寒，阴不化谷，水津不能转输） （阳气不足，不固摄津液）

此欲作固瘕，必大便初硬后溏。所以然者，以胃中冷，水谷不别故也。"（191）
（虚寒结积） （临床特征） （病机：脾胃虚寒，运化失司）

"若胃中虚冷，不能食者，饮水则哕。"（226）
（脾胃虚寒） （水与寒相搏，胃失和降）

"食谷欲呕，属阳明也，吴茱萸汤主之。得汤反剧者，
（脾胃阳虚，寒饮内停，浊阴上逆） （上焦有热，胃气上逆）

属上焦也。"（243）

病位区别：中焦——食谷欲呕；上焦——得汤呕吐反剧。

成因：脾胃阳虚，寒饮内停，浊阴上逆。

辨证要点：不能食，食入即呕吐，吐痰涎清水，胃脘胀痛不适，喜温喜按，甚则手足逆冷。

病机：胃阳不足，浊阴上逆。

治法：温中散寒，和胃降逆。

方剂：吴茱萸汤。

吴茱萸——温胃暖肝，降逆止呕；

生姜——散寒止呕；

人参、大枣——补虚和中。

"阳明病，反无汗，而小便利，二三日呕而咳，手足厥者，
（阳明中寒，水气不布）（未影响气化）（虚寒上逆犯胃、肺）（中阳不足，四末失温）

必苦头痛。若不咳不呕，手足不厥者，头不痛。"（197）
（水寒上逆） （胃阳尚可，寒阴未上逆）

阳明病脾约证

"趺阳脉浮而涩，浮则胃气强，涩则小便数，浮涩相搏，大便则硬，
（属足阳明胃经） （胃热） （热迫津液偏渗） （肠道失润）

其脾为约，麻子仁丸主之"（247）

"脉阳微而汗出少者，为自和也，汗出多者，为太过。阳脉实，因发其汗，出多者，亦为太过。太过者，为阳绝于里，亡津液，大便因硬也。
（阳热阻绝于里）　　（津伤化燥）

"脉浮而芤，浮为阳，芤为阴，浮芤相搏，胃气生热，
（阳热盛）　（阴液亏）　　（阳邪盛而胃热生）

其阳则绝。"（246）
（阴血虚津液内竭）

成因：（1）胃热盛，热迫津液偏渗；（2）发汗太过，阳热阻绝于里，津伤化燥。

辨证要点：大便硬，小便数，腹无所苦。

病机：胃热肠燥津亏（胃强脾弱）。

治法：泻热润肠通便。

方剂：麻子仁丸。

麻仁——润肠通便；

杏仁——降气润肠；

蜂蜜——润燥；

大黄、枳实、厚朴——泄热去实，行气导滞。

阳明病变证

阳明病发黄

一、湿热发黄

（一）湿热兼里发黄

"阳明病，发热汗出者，此为热越，不能发黄也。但头汗出，
（热邪向外发越）　　（湿热不相结）　　（湿热熏蒸）

身无汗，剂颈而还，小便不利，渴饮水浆者，此为瘀热在里，身必发黄，
　　　　　　　　　　　（湿热郁滞，气化失司）　　　　　　　　（病机）　　　　（湿热熏蒸）

茵陈蒿汤主之。"（236）
（清热利湿退黄）

"伤寒七八日，身黄如橘子色，小便不利，腹微满者，茵陈蒿
　　　（说明本病有潜伏期）　（湿热熏蒸肝胆）　　　　（湿热阻滞气机）

汤主之。"（260）

"阳明病，发汗，小便不利，心中懊憹者，身必发黄。"（199）
　（阳明经证误汗）　（湿热蕴蒸，气化不利）

成因：感受外邪，瘀热熏蒸肝胆。

辨证要点：身黄如橘子色，发热，无汗或头汗出，小便不利而尿色深黄，口
渴，腹微满。

病机：瘀热在里，湿热熏蒸。

治法：清利湿热（小便当利，尿如皂荚汁状，色正赤，一宿腹减，黄从小便
去也）。

方剂：茵陈蒿汤。

茵陈——清热利湿，利胆退黄；

栀子——清泄三焦湿热；

大黄——泻热行瘀，通腑利胆退黄。

（二）湿热郁蒸发黄

"伤寒身黄发热，　　　　　　栀子柏皮汤主之。"（261）
　（外感发热不退，瘀热蕴蒸）　（清热泄湿）

成因：外感湿热入里，瘀热蕴蒸。

辨证要点：身黄如橘子色，发热，无汗，或汗出不畅，小便不利而色黄。

病机：湿热内郁，热重于湿。

治法：清解里热，兼以泄湿。

方剂：栀子柏皮汤。

栀子——清泄三焦湿热，通利水道；

黄柏——清下焦湿热；

甘草——和中，调和诸药。

（三）湿热兼表发黄

"伤寒瘀热在里，身必黄，麻黄连轺赤小豆汤主之。"（262）
（外感病发热不退）（瘀热蕴蒸）　（解表散邪，清热利湿）

成因：外感热邪入里，瘀热蕴蒸。

辨证要点：发热，恶寒，无汗，身黄如橘子色，小便不利而色黄。

病机：外有表邪，内有湿热，蕴蒸肝胆。

治法：解表散邪，清利湿热。

方剂：麻黄连轺赤小豆汤。

麻黄、杏仁、生姜——辛散表邪，开提肺气以利湿；

连轺、赤小豆、生梓白皮——清热利湿；

甘草、大枣——调和脾胃。

茵陈蒿汤、栀子柏皮汤、麻黄连轺赤小豆汤证鉴别

<table>
<tr><td colspan="2">方名
鉴别</td><td>茵陈蒿汤</td><td>栀子柏皮汤</td><td>麻黄连轺赤小豆汤</td></tr>
<tr><td rowspan="4">相同
之处</td><td>病因</td><td colspan="3">都属湿热所致</td></tr>
<tr><td>病机</td><td colspan="3">湿热郁结</td></tr>
<tr><td>证候</td><td colspan="3">都表现为身黄、目黄、尿黄、色泽鲜明如橘子色，舌红，苔黄。</td></tr>
<tr><td>治法</td><td colspan="3">清热利湿</td></tr>
<tr><td rowspan="4">不同
之处</td><td>病机</td><td>湿热熏蒸</td><td>湿热内郁，热重于湿</td><td>表邪不解，湿热郁结</td></tr>
<tr><td>证候</td><td>但头汗出，周身无汗，小便不利，口渴欲饮腹满</td><td>发热不退，心中懊憹，口渴，舌红，苔黄</td><td>发热恶寒，无汗身痒</td></tr>
<tr><td>病证</td><td>湿热并重，偏里实，故有腹满</td><td>热重于湿，外无表证，里无结滞</td><td>湿热郁结兼有表证</td></tr>
<tr><td>治法</td><td>清热利湿</td><td>清解里热兼以泄湿</td><td>解表散邪，清热利湿</td></tr>
<tr><td colspan="2">鉴别要点</td><td>偏于里实结滞，有腹满之证，无表证</td><td>热重于湿，有发热、心烦之热证，无里实之腹满，亦无表证之发热恶寒无汗</td><td>兼有表证，有恶寒发热无汗之证，但无腹满之里实证</td></tr>
</table>

续表

鉴别＼方名	茵陈蒿汤	栀子柏皮汤	麻黄连轺赤小豆汤
药物	茵陈，清热利湿；栀子，清热除烦，通调水道；大黄，导热下行	栀子、黄柏，清热泄湿退黄；甘草，和中，以防苦寒伤胃	麻黄、杏仁、生姜，辛散表邪，宣发郁热；连轺、梓白皮、赤小豆，清泄湿热；甘草、大枣，调和脾胃

二、少阳阳明郁热发黄

"阳明中风，脉弦浮大而短气，腹都满，胁下及心痛，
（阳明病又感受风邪）　　（少阳阳明同时受邪）　　　（邪热壅滞少阳经）

久按之气不通，鼻干不得汗，嗜卧，一身及目悉黄，小便难，
（邪郁阳明）　　　　（邪郁少阳，湿热蕴蒸）　　（湿热不下泄）

有潮热，时时哕，耳前后肿，刺之小差，外不解，病过十日
（邪郁少阳阳明）　　　（针刺疏通经脉）　（胁下心痛不解）

脉续浮者，与小柴胡汤。"（231）
（脉仍弦浮，邪仍在少阳阳明）

成因：少阳阳明经同时受邪，湿热蕴蒸，枢机不利，胆胃不和。

辨证要点：目黄，身黄，黄色鲜明，无汗，小便不利，胁下及胃脘痛，呕恶，发热，或寒热往来，脉弦浮。

病机：湿热蕴蒸少阳阳明，枢机不利，胆胃不和。

治法：和解少阳，清热祛湿，和胃降逆。

方剂：小柴胡汤。

柴胡——疏肝利胆清热；

黄芩——清泄邪热；

人参、大枣、甘草——益气和中，扶正祛邪；

半夏、生姜——调和胃气，降逆止呕。

三、寒湿发黄

"阳明病，脉迟，食难用饱，饱则微烦头眩，必小便难，此欲作谷瘅。
（中阳不足夹寒湿）　　　（中阳不足，寒湿中阻，清阳不升）　　（寒湿郁滞，肝胆失疏泄）

虽下之，腹满如故，所以然者，脉迟故也。"（195）
（下之中阳更虚）　　　（原因：寒湿内阻）

由于是寒湿发黄，治当温中散寒利湿，临床可选用茵陈五苓散，或理中汤加味。

四、火劫发黄

"阳明病，被火，　额上微汗出，而小便不利者，必发黄。"（200）
（里热亢盛）（误用火疗）　（里热炽盛，津液内亏）　　（里热熏蒸肝胆）

仲景在本篇论述了湿热发黄和寒湿发黄，在太阳病篇还论述了血瘀发黄。其中多次提到"瘀热"。可见，"瘀热"是湿热发黄的基本病机。125条用抵当汤破瘀泻热来治疗瘀热互结所致发黄，揭示治疗黄疸病要重视"瘀"的病机。因此，临床中在辨证论治的基础上，适当加活血化瘀或凉血化瘀药是很有必要的。

治疗黄疸病要利小便。仲景在茵陈蒿汤煎服法中云："小便当利，尿如皂角汁状，色正赤，一宿腹减，黄从小便去也。"在《金匮要略·黄疸病脉证并治篇》云："诸病黄家，但利其小便。"说明黄疸病在辨证论治的同时，利小便是非常重要的治疗方法，其目的是使湿邪从小便而去。

阳明蓄血证

"阳明证，其人喜忘者，必有蓄血。所以然者，本有久瘀血，
　（阳明邪热与宿瘀血相结）

故令喜忘。屎虽硬，大便反易，其色必黑者，宜抵当汤下之。"（237）
（心神失养）　　　（离经血与燥屎相混）

"病人无表里证，发热七八日，虽脉浮数者，可下之。
（无恶寒发热，腹满谵语等）　（邪热在里）　　（无表证）

假令已下，脉数不解，合热则消谷喜饥，至六七日不大便者，
　　　　　　　　　（血分之热合于胃）　　　（邪热灼津）

有瘀血，宜抵当汤。"（257）

"若脉数不解，而下不止，必协热便脓血也"（258）
（下后脉仍数）　　　（血热相蒸，腐败为脓）

成因：（1）阳明邪热与宿瘀血相结；（2）阳明血分邪热合于胃肠，热瘀互结。

辨证要点：发热，消谷喜饥，健忘，黑便，脉数。

病机：阳明邪热与宿瘀相结。

治法：泻热逐瘀。

方剂：抵当汤。

大黄——泻热逐瘀；

桃仁——活血化瘀；

水蛭、虻虫——破瘀活血。

太阳蓄血证与阳明蓄血证鉴别

证型＼鉴别	病位	病因	主证
太阳蓄血证	下焦	太阳表邪不解，热与血结	少腹急结或硬满，小便自利，如狂或发狂
阳明蓄血证	大肠	阳明邪热与久瘀相结	健忘，发热，消谷喜饥，黑便，脉数

阳明病预后

"夫实则谵语，虚则郑声。郑声者，重语也。直视谵语，
（谵语多有邪热亢盛，上扰心神所致，故为实；郑声多为精气衰败，心神无主所致，故为虚）

喘满者死，下利者亦死。"（210）
（阴竭阳无所附，肺气上脱）（中气衰败）

"发汗多，若重发汗者，亡其阳，谵语。
（发汗不当再误汗）　　　　　　（过汗亡阳，心神失养）

脉短者死，脉自和者不死。"（211）
（阳衰阴竭，脉道不充，预后不良）　（真气未衰败，尚有恢复之机，预后良好）

第四讲　少阳病辨证论治

概 述

一、含义

（一）范围

少阳包括手少阳三焦经、足少阳胆经。手少阳三焦经与手厥阴心包互为表里，足少阳胆经与足厥阴肝经互为表里。少阳，阳气始生，少阳为一阳，故又称"稚阳""小阳"。少阳乃阳气初生，虽生机勃发，应春生之气，然初生者阳气必少，其气尚微。

（二）定义

少阳病是邪犯少阳，胆火内郁，枢机不利所致的以往来寒热，口苦咽干，目眩为特征的病证。

二、生理功能特点

（一）少阳腑

胆：中精之腑，与肝为表里。胆腑清利则气机条达，脾胃无贼邪之患。

三焦：主决渎，通调水道，又为水火气机运行通路，所谓三焦通畅，则水火气机得以自由升降。

（二）少阳经

手少阳经布膻中，散心包络，下膈属三焦。

足少阳经起于目锐眦，上头角，下耳后，下胸贯膈，络肝属胆，行身两侧。

（1）阳气始生，正气偏弱。《素问·血气形志篇》云："夫人之常数，太阳常多血少气，少阳常少血多气，阳明常多血多气……此天之常数。"此主要讲人体气血分布的多少，少阳为少血多气。少阳阳气始生，气血不足，抗病能力较弱[1]。

（2）疏通气机，通调水道。《素问·灵兰秘典轮》云："胆者，中正之官，决断出焉。""三焦者，决渎之官，水道出焉。"说明胆主决断，与人体情志有关。而三焦主通调水道。胆与三焦经脉相连，功能相关，胆腑疏泄正常，则枢机运转，三焦通利，水火气机得以自如，各有所用[1]。

（3）三阳离合，少阳为枢。《素问·阳明离合论》云："是故三阳离合也，太阳为开，阳明为阖，少阳为枢，不得相失……命为一阳。"此是说三阳经的离合，太阳主表，敷布阳气以卫外，故为开；阳明为阖，主里，受纳阳气以支持内脏，故为阖；少阳居半表半里，转输内外，为枢，这三经开、阖、枢，相互为用，调和统一而不得相失。所以少阳为枢，为人体阴阳、气机升降出入开阖的枢纽[1]。

三、成因

（1）太阳传来：表邪不解入里，必经少阳之渐。
（2）本经受邪：素体虚弱，邪犯少阳。
（3）病邪旱伏：邪伏少阳，外邪触之即发。
（4）厥阴转属：少阳与厥阴互为表里，厥热胜复，转出少阳。

四、病理

邪犯少阳，胆火上炎，枢机不利，经气不行。
邪犯少阳，胆火上炎——口苦、咽干、目眩。
枢机不运，经气不利——往来寒热，胸胁苦满，喜呕等。

五、病位

半表半里。

六、病程

为一切外感疾病的前期及中间过程。

七、临床特点

脉弦细、口苦、咽干、目眩、往来寒热、胸胁苦满、嘿嘿不欲饮食、心烦喜呕。

八、治则

和解少阳。

少阳病为半表半里证，病不在太阳之表，故不可发汗；亦不在阳明之里，故不可攻下；也不是胸膈实邪阻滞，故不可用吐法。唯和解以治之。

九、禁忌

（1）禁汗：误汗伤津而成阳明。

"少阳不可发汗，汗出则谵语，此属胃。"（265）

（2）禁吐下：邪不在里故禁下。

误下，阳气衰耗，神无主，"悸而惊"。（264）

（3）病不是胸膈之实邪故禁吐。

"少阳中风，两耳无所闻，目赤，胸中满而烦者，不可吐下，吐下则悸而惊。"（264）

十、兼证治疗

（一）外邻太阳——兼太阳表证

证：恶寒发热，肢节疼痛，心下支结，微呕等。

治：和解发表——柴胡桂枝汤。（146）

（二）内近阳明——兼阳明里实证

证：腹满痛，郁郁微烦，心下急，呕不止，大便不通，舌苔干黄。

治：和解通下——大柴胡汤。（103、165）

证：胸胁满而呕，日晡发潮热。

治：和解少阳，泻热去实——柴胡加芒硝汤。（104）

（三）兼里热下利

证：发热，口苦、咽干、下利、肛门灼热。

治：和解清热止利——黄芩汤。（172）

（四）兼水饮内停

证：胸胁满微结，小便不利，渴而不呕，但头汗出，往来寒热。

治：和解化饮——柴胡桂枝干姜汤。（147）

（五）邪气弥漫，虚实互见，表里俱病

证：胸满烦惊，小便不利，谵语，一身尽重，不可转侧。

治：和解安神，清热益胃补虚——柴胡加龙骨牡蛎汤。（107）

十一、少阳病转归

（一）痊愈

少阳病虽然正气不足，抗邪无力，但邪气亦不甚，属半表半里证，只要治疗得法，多能表解里和而愈。

（二）传经

少阳病失治、误治，易于传变，或伤津化燥，邪入阳明；或误下伤阳，传入太阴；或表里相传而入厥阴。

（三）变证

误治邪陷：热与痰水相结——结胸。

误治伤正：热与痰相结——痞证。

误用吐下，耗伤气血：心神失养，胆气虚损——心悸烦惊。

少阳病辨证纲要

"少阳之为病，口苦，咽干，目眩也。"（263）
（胆火上炎，灼伤津液）

少阳病以"口苦，咽干、目眩"为辨证提纲，虽然反映了少阳病胆火上炎，灼伤津液的特点，然邪入少阳还有枢机不利，正邪分争，胆木横逆，木邪犯土，影响脾胃功能的一面，因此应与96条所述往来寒热、胸胁苦满、嘿嘿不欲饮食、心烦喜呕等症状合参，临床辨证方能全面。

少阳病治禁

"少阳中风，两耳无所闻，目赤，胸中满而烦者，不可吐下，
（风邪侵袭少阳）（风邪上扰，清窍不利）（胆火上炎，枢机不利）（禁用吐、下法）

吐下则悸而惊。"（264）
（误治耗伤气血，胆气内虚，心失所养）

"伤寒，脉弦细，　　　头痛发热者，属少阳。少阳不可发汗，
（胆火内郁，疏泄不利，正气不足）（胆火上扰，清窍不利）　（禁用发汗法）

发汗则谵语，此属胃。胃和则愈，胃不和，烦而悸。"（265）
（误治则邪热上扰心神）　（热除津复）（胃热津伤，阴血不足，心神失养）

少阳病禁用汗、吐、下三法。误汗则津液外泄，化燥伤津，胃中干燥，邪热内传阳明，上扰心神，出现谵语；热盛津伤，阴血不足，心神失养，故见烦、悸、惊惕等变证。如果热除津复，谵语自止，邪去胃气和则愈。

少阳病主证

"伤寒五六日，中风，往来寒热，胸胁苦满，嘿嘿不欲饮食，
（感邪五六日之后）　（邪郁少阳，正邪相争）（经气不利）（胆失疏泄，影响脾胃）

心烦喜呕，或胸中烦而不呕，或渴，或腹中痛，或胁下痞硬，
（胆热扰神犯胃）　（邪犯胸胁）　（邪热伤津）　（经气郁结）

或心下悸、　　　　　小便不利，或不渴、身有微热，或咳者，小柴胡汤主
（气化失职，水停心下）　（水停下焦）　　　（津液未伤）　　　（饮邪犯肺）

之。"（96）

一、小柴胡汤四大主证

成因：外邪由表入少阳。

辨证要点：往来寒热，胸胁苦满，心烦喜呕，嘿嘿不欲饮食，口苦，咽干，目眩。

病机：邪犯少阳，胆火内炽，枢机不利。

治法：和解少阳，调达枢机。

方剂：小柴胡汤。

柴胡——疏解少阳；

黄芩——清泄邪热；

半夏、生姜——调和胃气，降逆止呕；

人参、甘草、大枣——益气和中，扶正祛邪。

二、小柴胡汤的使用原则

"伤寒中风，有柴胡证，但见一证便是，不必悉具。"（101）

小柴胡汤的使用原则，"有柴胡证，但见一证便是，不必悉具"，是指少阳病主要症状之一而言，应包括口苦、咽干、目眩、往来寒热、胸胁苦满、嘿嘿不欲饮食、心烦喜呕之症。"不必悉具"，是强调少阳病临床表现非常复杂，所有主要症状未必全见，所以在临证时，应审证求因，详细分析，虽只见部分主症，但只要符合胆火内炽，枢机不利的病机，即应确定为少阳病，就可用小柴胡汤以和解少阳进行治疗。

三、小柴胡汤加减运用

"上七味，以水一斗二升，煮取六升，去滓，再煎取三升，温服一升，日三服。若胸中烦而不呕者，去半夏、人参，加栝蒌实一枚；若渴，去半夏，加人参合前成四两半、栝蒌根四两；若腹中痛者，去黄芩，加芍药三两；若胁下痞硬，

景洪贵

伤寒论讲座概要

去大枣，加牡蛎四两；若心下悸、小便不利者，去黄芩，加茯苓四两；若不渴，外有微热者，去人参，加桂枝三两，温覆微汗愈；若咳者，去人参、大枣、生姜，加五味子半升、干姜二两。"

（1）胸中烦而不呕，去人参、半夏（不逆不宜辛散，邪聚不为甘补），加栝蒌之咸，宽胸止烦。

（2）渴，去半夏之苦燥，加人参、栝蒌根之甘润，以彻热生津。

（3）腹中痛，去黄芩之苦凝，加芍药之酸咸，以土中泻木和里止痛。

（4）胁下痞硬，去大枣之甘助满，加牡蛎之咸寒软坚（王好古云：牡以柴胡引之，能去胁下痞块）。

（5）心下悸、小便不利，去黄芩之寒凝，加茯苓之淡利（水得寒则停，得淡则利）。

（6）不渴有微热，去人参之碍表，加桂枝以解外。

（7）咳者，去人参、大枣之甘壅，生姜之辛散，加五味子之酸收，干姜之温宣，以宣散止咳（共奏一散一收之功）。

"<u>血弱气尽，腠理开，邪气因入</u>，<u>与正气相搏，结于胁下</u>。<u>正邪分争</u>，
（气血虚弱，腠理不密）　　（邪气乘虚而入）　　　（正邪相搏于胁下）

<u>往来寒热，休作有时</u>，<u>嘿嘿不欲饮食</u>。<u>脏腑相连，其痛必下，邪高</u>
（正邪交争）　　　　　（胆火内郁，枢机不利）　　（胆火犯胃，胃失和降）

<u>痛下，故使呕也</u>。小柴胡汤主之。服柴胡汤已，<u>渴者，属阳明，以法</u>
　　　　　　　　　　　　　　　　　　（邪气深入，化燥伤津，邪入阳明）

<u>治之</u>。"（97）

"<u>本太阳病不解</u>，<u>转入少阳者</u>，<u>胁下硬满</u>，<u>干呕不能食</u>，
（太阳病未能痊愈）　　（邪入少阳）　（少阳受邪，经气不利）（胆火内郁，木乘土）

<u>往来寒热</u>，<u>尚未吐下</u>，<u>脉沉紧者</u>，与小柴胡汤。"（266）
（正邪相争）　（未误治）　（表去邪转少阳）

"伤寒中风，有柴胡证，<u>但见一证便是，不必悉具</u>。凡柴胡汤病证
　　　　　　　　　　（小柴胡汤的使用方法）

<u>而下之</u>，<u>若柴胡证不罢者</u>，<u>复与柴胡汤</u>，<u>必蒸蒸而振</u>，<u>却复发热汗</u>
（误治）　（少阳证仍在，邪气未陷）　（续服）　（服药后药力与邪相争）（正胜邪却）

出而解。"（101）

　　"有柴胡证但见一证便是，不必悉具。"少阳病的主要症状是指口苦、咽干、目眩、往来寒热、胸胁苦满、嘿嘿不欲饮食、心烦喜呕等。"不必悉具"，是指所有主症不一定具见，临证时应审证求因，详细分析，临床表现只要具备少阳枢机不利、胆火上炎的基本病机，即可确定是少阳病，可用小柴胡汤治疗。

　　"伤寒四五日，身热恶风，颈项强，胁下满，手足温而渴者，
　　　　　　　　　　（邪郁太阳之表）（三阳皆见）（少阳枢机不利）　（阳明热盛）

小柴胡汤主之。"（99）

　　本条论述了三阳证俱见的证治。三阳证俱见，邪气由表入里，表邪已微，里热未盛，邪郁少阳，用汗、吐、下法治疗，皆非所宜，故治从少阳，用小柴胡汤。其目的是使枢机运转，上下宣通，内外畅达，三阳之邪随之而解。

　　"伤寒，阳脉涩，阴脉弦，法当腹中急痛，先与小建中汤，
　　　　（脾胃虚弱）（邪入少阳）（木邪乘土，筋脉失养）　（里急，故先治里）

不差者，小柴胡汤主之。"（100）
（和解少阳，运转枢机，使邪去痛止）

　　此为先补后和之法。由于邪郁少阳，脾气虚弱，气血俱亏，木邪乘土，筋脉失养，故见腹中拘急疼痛。此时应辨明疾病的标本缓急，分步进行治疗。因脾胃虚弱，气血不足，如果先用小柴胡汤，则更伤中气，而引邪深入。宜先补其虚，用小建中汤，健脾益气，缓急止痛，扶土抑木。若服汤药后未愈，即知少阳之邪未除，用小柴胡汤和解少阳，运转枢机，使邪去痛止。

　　"阳明病，发潮热，大便溏，小便自可，胸胁满不去，
　　　　　　（腑热蕴蒸）　（燥热未成实）　　（少阳主证未解）

与小柴胡汤。"（229）

　　少阳与阳明同病，里热未成实，以少阳为主，因此不宜汗下，应和解治之。

　　"阳明病，胁下硬满，不大便而呕，舌上白胎者，可与小柴胡汤，
　　　　　　（邪在少阳，经气不利）　（病及阳明，燥热未实）

上焦得通，津液得下，胃气因和，身濈然汗出而解。"（230）
（小柴胡汤有疏利三焦，调达上下，宣通内外，和畅气机的作用）

　　用小柴胡汤疏利三焦，调达上下，宣通内外，和畅气机。使上焦气机宣通则

胁下硬满可去；津液布达，胃肠得以润泽，故大便自调；胃气和降，则呕逆自除。三焦通畅，营卫津液运行正常，则身濈然汗出而愈。

"伤寒五六日，头汗出，微恶寒，手足冷，心下满，口不欲食，
　　　　（阳郁于里，蒸于上）　　（表证尚在）（阳气不达肢末）（邪热结于胸胁，气机不利）

大便硬，脉细者，此为阳微结，必有表，复有里也。脉沉，亦在里也，
　　（阳郁于里，脉道滞塞）　　（热结程度轻，表证未解）　　（论阳结微纯阴结的区别）

汗出为阳微，假令纯阴结，不得复有外证，悉入在里，此为半在里半
（里热郁蒸）　　　　（脾肾阳虚，阴寒凝结之大便秘结称"阴结"，应无表证）

在外也。脉虽沉紧，不得为少阴病，所以然者，阴不得有汗，今头汗
　　　　（二者均可见脉沉，然阴结不得有"头汗"和"恶寒"等表证的表现）

出，故知非少阴也，可与小柴胡汤。设不了了者，得屎而解。"（148）
　　　　　　　　（阳邪微结用小柴胡汤和解枢机，宣通内外）

小柴胡汤禁例

"得病六七日，脉迟浮弱，恶风寒，手足温。医二三下之，不能食，
　　　　　　（表证未解，太阴里虚）　　（反复误下，中阳受损，脾失健运）

而胁下满痛，面目及身黄，颈项强。小便难者与柴胡汤，
（寒湿郁滞，气机不利）（寒湿内郁）（表邪郁滞经脉）（脾失转输，水不下行）（误治）

后必下重。本渴饮水而呕者，柴胡汤不中与也，食谷则哕。"（98）
（脾虚下陷）（脾虚饮停，不上承、犯胃）（误认为是少阳证）（苦寒伤中，胃气衰败）

表证里虚，误治后导致脾胃虚弱，水饮内停，禁用小柴胡汤。

少阳病兼变证

一、治疗原则

"若已吐下发汗温针，谵语，柴胡汤证罢，此为坏病，知犯何
　（误治）　　　　（邪热扰心神）　（不能用少阳证概括其证候）

逆，以法治之。"（267）

（治疗原则）

病在少阳，治应和解。如果误用汗、吐、下、温针等法治疗，使正气虚衰，邪气内陷，变生他证。少阳病的坏病，变化多端，非谵语一症，此处之"谵语"，主要是以此提示误治易产生坏病，说明病已不在少阳而已。至于坏病的治疗，应审证求因，依法治之。故仲景云："知犯何逆，以法治之。"

二、外邻太阳——兼太阳表证

"伤寒六七日，**发热微恶寒**，**支节疼烦**，**微呕**，**心下支结**，

（太阳表证未罢）　（邪犯少阳，胆热犯胃）

外证未去者，柴胡桂枝汤主之。"（146）

成因：太阳表证未解，又见少阳证候。

辨证要点：发热微恶寒，肢节疼痛，心下支结，微呕，舌苔薄白，脉浮弦等。

病机：邪犯少阳，表证未解。

治法：和解少阳，兼以发表。

方剂：柴胡桂枝汤。

桂枝汤——调和营卫，解肌散邪。

小柴胡汤——和解少阳，宣展枢机。

三、内近阳明——兼阳明里实证

"太阳病，**过经十余日**，**反二三日下之**，后四五日，**柴胡证仍在者**，

（离开太阳转入少阳阳明）　（误治）　（少阳证仍在）

先与小柴胡汤。**呕不止**，**心下急**，**郁郁微烦者**，为未解也，

（先和解少阳）　（少阳未解）　（邪入阳明）　（气机郁遏，里热渐甚）

与大柴胡汤，下之则愈。"（103）

（和解少阳兼以泻下）

"**伤寒发热**，**汗出不解**，**心中痞硬**，**呕吐而下利者**，大柴胡

（表证未解）　（邪入少阳阳明）

汤主之。"（165）

景洪贵

伤寒论讲座撷要

成因：表证解，邪入少阳阳明。

辨证要点：腹满痛，郁郁微烦，心下急，呕不止，大便不通，舌苔干。

治法：和解通下。

方剂：大柴胡汤。

柴胡、黄芩——疏利少阳，清泄郁热；

芍药——缓急止痛；

半夏、生姜——降逆止呕；

枳实、大黄——理气消痞，通下热结；

大枣——和中。

"伤寒十三日不解，　胸胁满而呕，　日晡所发潮热，　已而微利，
（病程较长）　　　（邪传少阳，胆火内郁犯胃）（邪入阳明，腑实已成）（误治见微利）

此本柴胡证，　下之以不得利，　今反利者，　知医以丸药下之，　此非其治也。
（治不得法）

潮热者，　实也，　先服小柴胡汤以解外，　后以柴胡加芒硝汤主之。"（104）
（腑实已成）　　　（误治见微利）　　　　　　（燥实较甚）

成因：少阳兼阳明证，误治伤正，化燥成实。

辨证要点：胸胁满而呕，日晡发潮热，伴下后微利。

病机：邪犯少阳，兼阳明里实。

治法：和解少阳，泻热去实。

方剂：柴胡加芒硝汤。

柴胡、黄芩——疏利少阳，清泄郁热；

人参、甘草——扶养正气；

芒硝——软坚润燥，破结去壅；

生姜、半夏——和胃降逆；

大枣——和中。

四、兼水饮内停

"伤寒五六日，　已发汗而复下之，　胸胁满微结，　　小便不利，
（发汗和泻下后病不解属误治）　　　（邪犯少阳，经气不利）（水饮内结，气化不行）

渴而不呕，　　　　但头汗出，往来寒热，心烦者，此为未解也，
（津不上承，胃气尚和）　（水饮与邪热内结）　　　　（邪在少阳未解）

柴胡桂枝干姜汤主之。"（147）

　　成因：误治伤正，邪犯少阳，枢机不利，水饮内停。

　　辨证要点：胸胁满微结，小便不利，渴而不呕，但头汗出，往来寒热。

　　病机：少阳枢机不利，水饮内停。

　　治法：和解少阳，温化水饮。

　　方剂：柴胡桂枝干姜汤。

　　柴胡、黄芩——清泄少阳；

　　瓜蒌根、牡蛎——逐饮开结；

　　桂枝、干姜——温化水饮；

　　甘草——调和诸药。

柴胡桂枝汤与柴胡桂枝干姜汤证鉴别

鉴别 方名	病机		临床特点
	相同	不同	
柴胡桂枝汤	少阳病兼证	少阳证兼表证	发热微恶寒，肢节疼痛，心下支结，微呕
柴胡桂枝干姜汤		少阳病兼水饮内结	胸胁满微结，小便不利，渴而不呕，但头汗出，往来寒热

五、邪气弥漫，虚实互见，表里俱病

　　"伤寒八九日，下之，胸满烦惊，　　　　小便不利，谵语，
　　　　　　（误治）（邪犯少阳，胆热内郁）（三焦不利）　（胆胃热蒸，心神被扰）

一身尽重，不可转侧者，柴胡加龙骨牡蛎汤主之。"（107）
（阳气内郁，气机壅滞）

　　成因：太阳病误治邪气内陷，邪气弥漫，表里俱病，虚实互见。

　　辨证要点：胸满烦惊，小便不利，谵语，一身尽重，不可转侧。

　　病机：邪犯少阳，弥漫三焦，表里俱病，虚实互见。

　　治法：和解安神，清热益胃补虚。

方剂：柴胡加龙骨牡蛎汤。

小柴胡汤去甘草——和解少阳，宣畅气机，祛邪扶正；

桂枝——通达郁阳；

大黄——泄热和胃；

龙骨、牡蛎、铅丹——重镇安神；

茯苓——淡渗利水，宁心安神。

热入血室

一、血室含义

（一）冲脉

因有胸胁下满如结胸状，以冲脉起于气街，并少阴夹脐上行，至胸中而散，血室者，荣血停积之所，经脉留会之处，即冲脉也。（程郊倩、方有执）

（二）肝脏

血室肝也，肝为藏血之脏，故名。（柯韵伯）因胸胁是肝胆脉循行部位，故热入血室有胁下满，刺期门用柴胡均与肝胆有关。

（三）子宫

假名子肠，医家以冲脉任胜于子，则月事以时下，故名血室。（张介宾）因文中一再提出经水适来适断，可见与月经有关。

上述论述均有理由，都具有片面性。笔者认为，血室是指成因，即月经期间感受外邪，不指病变部位。总之病变影响整个机体，冲脉、肝脏、子宫三者最为密切，都统属厥阴范围，不一定强求一脏。

二、热入血室治疗

"妇人中风，发热恶寒，经水适来，得之七八日，热除而脉迟身凉。
　　　　　　　（表证）　　　　　（气血虚）　　　　　　　　　（表证已罢，邪气内传）

145

胸 胁 下 满 ， 如 结 胸 状 ， 谵 语 者 ， 此 为 热 入 血 室 也 ，

（热与血结，经气不利，疏泄失职）　　　　（血热上扰心神）

当刺期门，随其实而取之。"（143）

（肝之募穴）（泄血分实热，使热去瘀解）

　　"妇人中风，七八日续得寒热，发作有时，经水适断者，此为热

　　（感邪后值月经期）　　　　　　　　（寒热往来）　　　　　（血热相结）

入血室，其血必结，故使如疟状，发作有时，小柴胡汤主之。"（144）

　　　　　　　　　　　（正邪相争，寒热发作有时）

　　"妇人伤寒，发热，经水适来，　　　　　昼日明了，暮则谵语，

　　　　　　（妇人感邪，值月经期）　　　　　　（热与血结，白天属阳，故神志清楚；

如见鬼状者，此为热入血室，无犯胃气，及上二焦，必自愈。"（145）

夜属阴，病在血，故神志模糊）　　（治疗禁忌：病不在胃，邪不在表，不能用泻下、发汗、涌吐法）

　　"阳明病，下血谵语者，此为热入血室，但头汗出，刺期门，

　　　　　　（邪在阳明，值经期，热扰心神）　　　　（血热熏蒸）　　（肝募穴）

随其实而泻之，濈然汗出而愈。"（216）

（针刺后利肝气，泄肝热，气机通，血脉和）

　　成因：月经期间感受外邪，邪热与血相结。

　　辨证要点：月经期间感受外邪，胸胁下满如结胸状；或往来寒热，或谵语，昼明暮作，如见鬼状。

　　病机：妇女经期，感受外邪，邪热内陷，与血相结。

　　治法：和解少阳，泄血分实热。

　　治疗方法：

　　药物治疗——小柴胡汤；

　　针灸疗法——针刺期门；

　　禁忌——无犯上焦及中焦。

景洪贵

伤寒论讲座撷要

少阳病传变及预后

"伤寒六七日，无大热，其人躁烦者，此为阳去入阴故也。"（269）

（患病日久）（无表证和里实热证）（"躁烦"为里证，但无痞满燥实证，说明邪气未入三阳而入三阴）

"躁烦"一症，阴证和阳证均可出现。本条仲景以举例的形式提示伤寒六七日，病情容易发生传变，应注意审证求因。今见"躁烦"，审其证，表、里无热证，里又无痞满燥实证，说明病不在三阳，邪气已入三阴，故云："此为阳去入阴故也。"

"伤寒三日，　三阳为尽，　三阴当受邪，　　　　　　其人反能食而不呕，

（表证时间较长）（三阳证应愈）（如果邪气内传，应见三阴证候）（举例说明内无其他不适）

此为三阴不受邪也。"（270）

（邪气未内传）

"伤寒三日，少阳脉小者，欲已也。"（271）

（少阳病其脉多弦，今脉由弦变得比较柔和，说明正胜邪去，其病将愈）

此条以脉举例说明少阳病向愈的征象。然此条是以脉代证，应包括往来寒热，口苦咽干，目眩，嘿嘿不欲饮食等症亦基本消除，且又不出现其他不适，方能判定为欲愈。

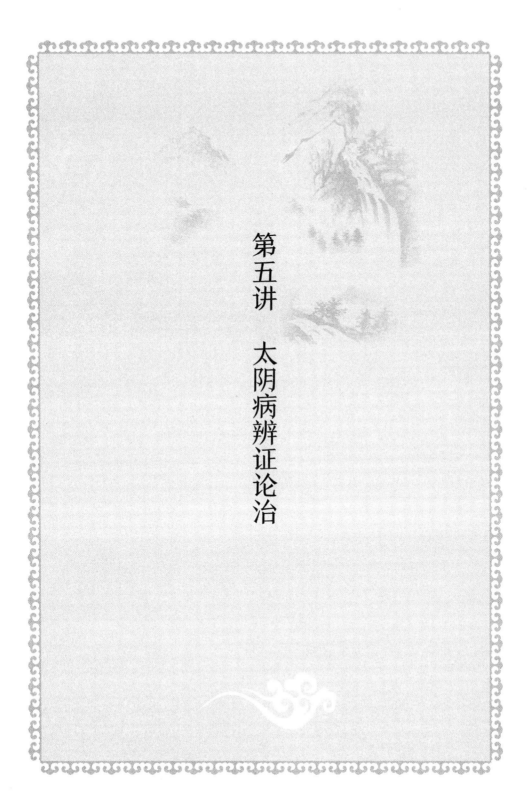

第五讲　太阴病辨证论治

概　述

一、含义

（一）范围

太阴经包括手太阴肺经，足太阴脾经，分别与大肠和胃互为表里。根据太阴病篇内容看，主要论述足太阴脾的病变。

（二）定义

太阴病是脾阳虚衰，运化失职，寒湿内盛所致的以腹满而吐、下利、食不下、腹痛为临床特点的病证。

二、生理功能特点

脾主运化，升清阳，以升为顺，清阳得升；胃主受纳，腐熟水谷，主降，以降为和，浊阴得降。脾胃各项功能协调，则清阳得升，浊阴得降，水精四布，五脏得荣。如果脾胃虚弱，或被邪气所犯，以致中阳不足，运化无力，则寒湿内生，升降失常而形成太阴病。

三、病理

脾胃虚衰，寒湿内盛，运化失职，升降失司。

四、病位

里（脾胃）。

五、病程

太阴为三阴之首，为三阴病初始阶段。

六、成因

（1）寒湿之邪直犯中焦。

（2）脾胃素虚。

（3）病失治误治，损伤中阳。

七、临床特点

以腹满而吐、下利、食不下、腹痛为临床特点。

八、病变特点

（1）证比较单纯，病变一般较轻。

（2）与阳明病互相转化，常相兼而见，为虚实错杂之证。

九、太阴病的证候类型

太阴病分三种不同证型：

（1）太阴里寒证：不论是外寒直中或误治传变而来，只要见到腹泻而口中不渴，无热象者，就是太阴里寒证，治应温里，用理中汤、四逆辈。

（2）太阴里实证：本证多由太阳误下，表邪内陷，气血凝滞，脾络不通所致。轻者表现为腹痛时作，重者持续腹痛，按之不止。治应和里，轻者用桂枝加芍药汤，重者用桂枝加大黄汤。

（3）太阴兼表证：表现为四肢烦疼。里证已出现，应先温里后解表，解表用桂枝汤。

十、治则

温中祛寒，健脾燥湿为法则。

景洪贵

伤寒论讲座撷要

十一、禁忌：吐法、下法

太阴病属里虚寒证，在病理上主要表现为脾胃虚衰，寒湿内盛，仲景提出了"当温之"的治疗大法，即以温中祛寒，健脾燥湿治之。如果误用吐、下，则使中阳更伤，脾胃更弱，运化无力，水停食阻，寒凝气滞更甚，故禁吐、下。

十二、转归

（1）经过恰当治疗阳气恢复，脾运复常，原有湿邪与积滞，自下利而解。"脾家实，腐秽当去"（278），其病得愈。

（2）过用温燥，或寒湿久郁化热，阳复太过，转属阳明。

（3）寒湿内停化热，小便不利，热熏肝胆，疏职失职，即可发黄。

（4）病邪内传，失治误治，阳衰加重，病邪传入少阴或厥阴。

太阴病辨证纲要

"太阴之为病，腹满而吐，食不下，自利益甚，时腹自痛，
（中阳虚弱，寒凝气滞，浊阴上逆）　（脾虚不受纳）　（中焦阳虚，脾失健运）

若下之，必胸下结硬。"（273）
（误治）　（中阳更伤，寒凝气滞）

成因：脾胃虚弱，寒凝气滞，脾失健运。

辨证要点：腹满而吐，食不下，自利益甚，时腹自痛甚。

病机：脾阳虚衰，寒湿内停，运化失职，升降失司。

治禁：下法（若下之）。

误治后果：必胸下结硬（中阳更伤，阴寒结聚）。

太阴病辨治

一、脾胃阳虚，寒湿内停证

"自利不渴者，属太阴，以其脏有寒故也，当温之，
（脾阳虚弱，寒湿内停，运化失职）　　　（原因）　　　（治法）

宜服四逆辈。"（277）
（温中散寒，健脾除湿，临床用四逆汤或四逆汤加味治疗）

"太阴之为病，腹满而吐，　　　食不下，　　自利益甚，时腹自痛，
（中阳虚弱，寒凝气滞，浊阴上逆）（脾虚不受纳）　（中焦阳虚，脾失健运）

若下之，必胸下结硬。"（273）
（中阳更伤，寒凝气滞）

成因：脾胃虚弱，寒湿内生。

脉：缓。

主证：腹满而吐，食不下，自利益甚，时腹自痛，寒多不渴，病后喜唾。

病机：脾阳虚弱，寒湿困脾，运化失常。

治疗：当温之。

方剂：四逆辈或理中丸。

治疗禁忌：若下之，必胸下结硬。

二、寒湿发黄

"伤寒发汗已，身目为黄，所以然者，以寒湿在里不解故也。
（伤寒发汗不当，损伤脾阳，寒湿内停，影响肝胆，疏泄失职）　　　（原因）

以为不可下也，于寒湿中求之。"（259）
（治疗禁忌）　　（治疗原则）

成因：太阳病发汗不当，损伤脾阳，寒湿内停，影响肝胆，疏泄失职。

辨证要点：身目为黄，小便难，食难用饱，腹满如故，脉迟。

病机：寒湿中阻，肝胆疏泄失常。

治则："寒湿中求之"。临床可用茵陈五苓散或茵陈术附汤治之。

太阴病兼变证辨治

一、太阴兼表证

"太阴病，脉浮者，可发汗，宜桂枝汤。"（276）
　　　　（脉应缓弱）（有表证，可有发热恶寒、四肢疼痛）

成因：脾胃虚寒，又兼有外邪。

辨证要点：发热恶寒，四肢疼痛，下利。

病机：脾阳素虚，伴风邪袭表，营卫不和。

治法：调和营卫，温阳和里。

方剂：桂枝汤。

里证已出现应先温里后解表，用四逆辈或桂枝人参汤。

二、里虚兼表证

"太阳病，外证未除，而数下之，遂协热而利，利下不止，
　（表证未解，发热恶寒仍在）　（反复误治）　　（误下伤脾阳，失于健运）

心下痞硬，表里不解者，　桂枝人参汤主之。"（163）
（气机阻滞）（发热恶寒等犹在）（表里同治，温中解表）

成因：太阳病反复误下，损伤脾阳，外邪未解。

辨证要点：太阳病反复误下，下利不止，心下痞硬，发热恶寒。

病机：脾胃虚寒，失于健运，表邪不解。

治法：温中解表。

方剂：桂枝人参汤。

人参——健脾益气；

干姜——温中散寒；

白术——健脾燥湿；

甘草——和中补虚；

桂枝——辛温解表。

三、太阳病误下转太阴阳明（兼腹痛）

"本太阳病，医反下之，因尔腹满时痛者，属太阴也，桂枝加芍药汤
（太阳病误下）　（误下伤脾，脾失健运，气机阻滞）　（扶脾止痛）

主之；大实痛者，　桂枝加大黄汤主之。"（279）
（腹痛剧烈、拒按）　（解表攻里）

"太阴为病，脉弱，其人续自便利，设当行大黄芍药者，宜减之，
（脾阳虚弱，鼓动无力）　（脾阳虚弱，寒湿下注）　（有腹满痛症，用大黄芍药时应减量或不用）

以其人胃气弱，易动故也。"（280）
（原因：用量过大更伤脾阳）

成因：太阳病误下，损伤脾阳，脾失健运，气机阻滞。

辨证要点：时时腹痛，腹胀满；或腹痛剧烈、拒按。

病机：脾阳虚弱，脾失健运，气机阻滞。

治法：扶脾止痛。

方剂：桂枝加芍药汤、桂枝加大黄汤。

（1）满时痛：脾虚气滞，用桂枝加芍药汤以扶脾止痛。

（2）实痛者：脾虚兼胃实燥结，用桂枝加大黄汤以解表攻里。

（3）脉弱，续自便利：里气弱易动，当行上方，宜减大黄、芍药。

太阴病预后

一、太阴中风欲愈

"太阴中风，四肢烦疼，　　　阳微阴涩而长者，为欲
（脾阳素虚，复感外邪）（脾阳与外邪相争，气血运行不畅）（浮取微，沉取涩。由涩转长，邪去正复）

愈。"（274）

二、太阴阳复自愈

"伤寒脉浮而缓，<u>手足自温者，系在太阴；</u>太阴当发身黄，
（浮缓似太阳证，但无表证）　　　　（脾主四肢，病在太阴）　　　　（脾虚寒湿内停，影响肝胆）

<u>若小便自利者，不能发黄；</u>至七八日，<u>虽暴烦下利日十余行，必自止，</u>
（小便通利，湿有出路）　　　　　　　　　　（脾阳来复，正胜邪去）

以脾家实，腐秽当去故也。"（278）
（脾阳复，腐秽去）

三、太阴转属阳明证

"伤寒脉浮而缓，手足自温者，是为系在太阴；太阴者，身当发黄，
（浮缓似太阳证，但无表证）　　（脾主四肢，病在太阴）　　　　（脾虚寒湿内停，影响肝胆）

若小便自利者，不能发黄。　<u>至七八日大便硬者，为阳明病也。</u>"（187）
（小便通利，湿有出路，故不发黄）　（脾阳复，寒湿化热，燥热与糟粕相结，转为阳明）

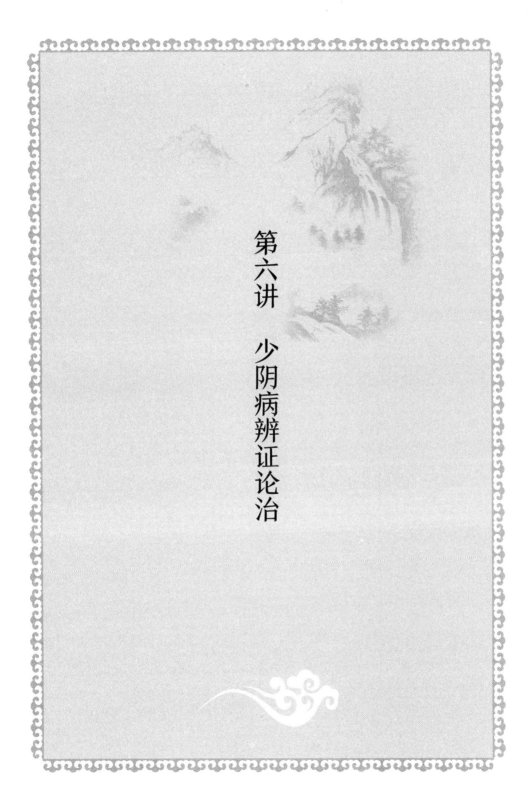

第六讲　少阴病辨证论治

概　述

一、含义

（一）范围

少阴，即阴气较少之意。故称少阴为阴中之"小阴"，又称"二阴"。

少阴包括手少阴心经、足少阴肾经和心、肾两脏。心与小肠互为表里，肾与膀胱互为表里。

（二）定义

少阴病是以心肾虚衰、水火不交为主要病理变化的疾病。有阳虚寒化证和阴虚热化证的区别，其中又以阳虚化寒的虚寒证为重点。

二、生理功能特点

手少阴心属火，主神志，主血脉，为一身之主。

足少阴肾属水，主藏精，主水液，为先天之本。

心火下交于肾，肾水上济于心，心肾交通，水火既济，维持人体阴阳平衡。

三、病理

心肾虚衰。

由于致病因素、感邪轻重和体质强弱的不同，少阴病有阳虚寒化与阴虚化热的病理变化，故少阴病主要分为寒化证与热化证两大类。寒化证以恶寒、蜷卧、小便清长、手足厥冷、下利清谷、脉微细为临床特征。热化证以心烦不寐，舌质红少苔，脉细数为临床特点。

四、病位

心肾。为三阴病的中期阶段。

五、成因

（1）素体少阴阳虚或阴虚，复感外邪，邪气直中少阴。

（2）病在他经，失治、误治，损伤心肾阴阳而转属少阴。

（3）脾阳赖肾阳温煦，因此太阴虚寒易传入少阴，成为脾肾阳虚证。

六、临床特点

脉微细，但欲寐为临床特征。

七、治则

回阳救逆；育阴清热。

少阴病的治疗，寒化证治宜回阳救逆，以四逆汤类方为代表方剂；热化证治宜育阴清热，以黄连阿胶汤为代表方剂。

八、治禁：汗法、下法

"不可发汗"（285），"不可下之"（286）。

少阴病属里证、虚证、阴证。病不在表，不可发汗，故仲景云："病为在里，不可发汗。"阳虚寒化证误用汗法，易致虚阳外脱之变，出现阴盛格阳或虚阳外越证候。阴虚热化证误用汗法，易致阴伤动血之变。因此，无论阳虚寒化证或阴虚热化证，均禁用汗法。

下法易伤阴，易致阴血虚弱；下法亦易伤阳，致使阳气更虚。故仲景告诫："不可下之。"

九、转归

（一）阳复阴存者生

脉暴微，手足反温，时自烦，欲去被——可治。（287、288、289）

伤寒论讲座概要

（二）阳亡阴竭者死

（1）手足反温者——真阳已败——不治。（295）

（2）烦躁四逆者——阳气欲脱——死。（296）

（3）下利止而头眩，时时自冒——阴竭阳脱——死。（297）

（4）脉不至，不烦而躁——阴盛阳绝——死。（298）

（5）呼吸困难不规则，息高者——肾气下绝，肺气上脱——死。（299）

（6）至五六日，自利复烦躁不得卧寐——阴盛阳脱——死。（300）

十、少阴病兼证

（一）兼太阳证

"少阴病，始得之，反发热，脉沉者，麻黄附子细辛汤主之。"（301）

"少阴病，得之二三日，麻黄附子甘草汤微发汗。以二三日无证，故微发汗也。"（302）

（二）兼阳明证

"少阴病，得之二三日，口燥咽干者，急下之，宜大承气汤。"（320）

"少阴病，自利清水，色纯青，心下必痛，口干燥者，可下之，宜大承气汤。"（321）

"少阴病，六七日，腹胀不大便者，急下之，宜大承气汤。"（322）

少阴病辨证纲要

"少阴之为病，脉微细，　　　　　但欲寐也。"（281）
　　　　　　　（阳气衰微，鼓脉无力）（肾精不足，心神失养）

"少阴病，　　　　　　欲吐不吐，心烦但欲寐。　　五六日自利
（肾阳虚衰，脾胃虚寒，胃气上逆）（虚阳上扰）（阳虚心神失养）（肾阳不温土，脾失健运）

而渴者，属少阴也，虚故引水自救，若小便色白者，少阴病形悉具，
（阳虚津不上承）

小便白者，以下焦虚有寒，不能制水，故令色白也。"（282）

（肾阳虚衰）

成因：（1）素体少阴阳虚或阴虚；（2）病在他经失治、误治，损伤心肾阴阳而转属少阴。

辨证要点：四肢厥冷，呕吐，下利，小便清，脉微细，但欲寐。

病机：心肾虚衰。

少阴病寒化证

一、阳衰阴盛证

"少阴病，脉沉者，急温之，宜四逆汤。"（323）

（脉沉：以脉代证。应有但欲寐，四肢厥冷，呕吐，下利，小便清）

"少阴病，饮食入口则吐，心中温温欲吐，复不能吐。

（少阴阳虚，浊阴上逆）　（脾肾阳虚，寒饮停于胸膈）　（不能用吐法）

始得之，手足寒，脉弦迟者，此胸中实，不可下也，当吐之。若膈上有寒饮，

（实邪阻胸，胸阳不布）（实邪壅滞胸膈）（病位高）（实证用吐法）

干呕者，不可吐也，当温之，宜四逆汤。"（324）

（治禁）　（治则）

本条讨论了少阴阳虚寒饮停于胸膈与实邪阻滞胸膈的辨治。寒饮停于胸膈所引起的吐，不能用涌吐法，故云："不可吐也，当温之。"实邪阻滞胸膈引起的吐，因病位高，应使用涌吐法，不可下，故云："此胸中实，不可下也，当吐之。"手足寒，手脉弦迟者，是实邪壅滞胸膈，胸阳不布所致，不可误认为是阳虚寒饮内停胸膈所致。阳虚寒饮停于胸膈，除呕吐症外，应兼有脉微细，四肢厥冷，下利，小便清等虚寒之征。

成因：少阴阳虚，寒饮内停。

辨证要点：脉微细，但欲寐，四肢厥冷，呕吐，下利，小便清。

病机：肾阳虚衰、阴寒内盛。

治法：温肾回阳。

方剂：四逆汤。

生附子——温肾回阳；

干姜——温中散寒；

甘草——温补和中。

二、阴盛格阳证

"**少阴病，下利清谷，里寒外热，手足厥逆脉微欲绝，**

（少阴阳虚，脾失健运）　　　（真寒假热）（阳虚阳气不能达于肢末）（阳虚鼓动无力）

身反不恶寒，其人面色赤，或腹痛，或干呕，或咽痛，或利止脉不出者，

（阴寒内盛，格阳于外）　　　　（寒凝气滞）（阴寒上逆）（虚阳上浮）　（阳气欲绝）

通脉四逆汤主之。"（317）

成因：少阴阳虚，阴寒内盛，格阳于外。

辨证要点：四肢厥冷，下利清谷，身反不恶寒，面赤。

病机：阴寒内盛，格阳于外。

治法：破阴回阳，通达内外。

方剂：通脉四逆汤。

"通脉四逆汤方：甘草二两（炙）附子大者一枚（生用，去皮，破八片）干姜三两（强人可四两）。"

"上三味，以水三升，煮取一升二合，去滓，分温再服，其脉即出者愈。面色赤者，加葱九茎；腹中痛者，去葱，加芍药二两；呕者，加生姜二两；咽痛者，去芍药，加桔梗一两；利止脉不出者，去桔梗，加人参二两。病皆与方相应者，乃服之。"

通脉四逆汤与四逆汤药味相同，但重用附子，倍用干姜以急驱内寒，破阴回阳，通达内外。面赤者加葱白宣通上下阳气；腹痛，加芍药缓急止痛；干呕，加生姜温胃降逆；咽痛，加桔梗利咽止痛；利止脉不出者，加人参大补元气和阴液，以救阴竭。

三、阴盛戴阳证

"少阴病，下利，白通汤主之。"（314）
（脾肾阳虚，阴寒内盛，水谷不化）

"少阴病，下利脉微者，与白通汤。利不止，厥逆无脉，干呕烦者，
（脾肾阳虚，阴寒内盛，水谷不化）　　（阳气极虚，病情危重）（阴寒格拒，虚阳上扰）

白通加猪胆汁汤主之。服汤脉暴出者死，微续者生。"（315）
（疾病转归：脉突然浮大是阴液枯竭，孤阳外脱，预后不良；脉由弱渐强，阳气渐复，预后良。）

成因：少阴阳虚，阴寒内盛，格阳于上。

辨证要点：但欲寐，下利，面赤，四肢厥冷，脉沉细。

病机：阴寒内盛，格阳于上。

治法：破阴回阳，宣通上下。

方剂：白通汤。

病情危重者，加人中白、猪胆汁以滋阴养液，解除格拒。

四、阳虚水泛证

"少阴病，二三日不已，至四五日，腹痛，　　小便不利，四肢沉重疼痛，
　　　　（少阴阳虚逐渐加重）　　　　（水饮浸渍胃肠）（阳虚气化不行）（水渍肌肉）

自下利者，此为有水气。其人或咳，或小便不利，或下利，或呕者，
（肾阳虚不固）　　（水饮内停）　　（水饮犯肺）　　（气化不行）　　（肾虚不固）（水饮犯胃）

真武汤主之。"（316）

成因：少阴阳气虚衰，阴寒内盛，水饮内停。

辨证要点：腹痛，小便不利，四肢沉重疼痛，下利，头眩，或呕，脉沉细。

病机：肾阳不足，水气泛滥。

治法：温阳，化气行水。

方剂：真武汤。

附子（生）——温肾阳，启动下焦气化；

白术——健脾制水；

茯苓——淡渗利水，健脾；

生姜——宣散水气；

芍药——活血脉、利小便。

五、阳虚寒湿身痛证

"少阴病，身体痛，手足寒，骨节痛，脉沉者，附子汤主之。"（305）
（肾阳虚衰，水寒不化，寒湿留着筋脉肌肉关节）（阳虚湿遏）

"少阴病，得之一二日，口中和，其背恶寒者，当灸之，附子汤
（阳虚湿盛，背失温煦）　（药灸并用）

主之。"（304）

成因：少阴阳虚，寒湿不化，留着筋脉肌肉关节。

辨证要点：背恶寒，口中和，身体痛，骨节痛，手足寒，脉沉。

病机：肾阳虚衰，寒湿内盛。

治法：温阳化湿，镇痛祛寒。

方剂：附子汤。

附子（炮）——温经回阳，祛湿止痛；

人参——温补元气，扶正祛邪；

白术、茯苓——健脾除湿；

芍药——活血通络止痛。

仲景对附子的应用有生用和炮制后用之别，在用药剂量上有用十枚、三枚、二枚、大者一枚、一枚的不同。究其之理，凡破阴回阳救逆者，仲景均用生附子，如四逆汤、通脉四逆汤；凡温经散寒止痛者，仲景均用炮附子，如附子汤、桂枝附子汤、甘草附子汤、薏苡附子散等。说明生附子破阴回阳救逆力大，炮附子温经散寒止痛力强。

真武汤与附子汤证鉴别

鉴别 方名	病因病机	证候	治法	治法重点	药物
真武汤	下焦阳虚不能制水，水气泛滥	头眩，心下悸，振振欲擗地，浮肿，小便不利	温阳化气行水	重在温阳化气，以散水饮	附子，温肾以主水；白术、茯苓，健脾燥湿以制水；生姜，辛温以散水；芍药，敛阴和营以制附之燥
附子汤	下焦阳虚，寒湿之邪凝滞于骨节经络	恶寒、身痛、脉沉	温经扶阳，除湿止痛	重在温补元阳，除湿而止痛	附子、人参，以温补元阳而祛寒湿；白术、茯苓，健脾燥湿；芍药，和营血，通血痹

真武汤与苓桂术甘汤证鉴别

鉴别 方名	病因	病机	临床表现	病位	治法	药物
真武汤	太阳汗之太过或汗不如法；少阴阳衰阴盛	少阴阳虚，水气泛滥	发热，心下悸，头眩，浮肿，小便不利，振振欲擗地，或腹痛，或下利，或四肢沉重疼痛	重点在肾	温阳化气行水	附子，温肾以主水；白术、茯苓，健脾燥湿以制水；生姜，辛温宣散以散水；芍药，敛阴和营并制附之燥
苓桂术甘汤	太阳病误用吐下，损伤脾阳	脾阳虚弱，水饮内停	胃脘逆满，气上冲胸，头眩，脉沉紧	重点在脾	温阳健脾利水	茯苓，淡渗利水；白术、甘草，健脾以燥湿；桂枝，通阳化气，平冲降逆

六、下焦不固便脓血证

"少阴病，下利便脓血者，桃花汤主之。"（306）
(少阴阳虚，寒湿凝滞，络脉受损，阳虚失于固摄)

"少阴病，二三日至四五日，腹痛，小便不利，下利不止，便脓血者，
　　　　　　　　　　　　　（寒湿凝滞）（阳虚不气化）　　　（肾虚失于固摄）

桃花汤主之"（307）

　　成因：肾阳虚衰，寒湿凝滞，络脉受伤，阳虚失于固摄。

　　辨证要点：下利不止，便脓血，小便不利，脉细。

病机：脾肾阳衰、寒湿中阻、脉络不固、统摄无权。

治法：温涩固下。

方剂：桃花汤。

赤石脂——温阳涩肠，固脱止利；

干姜——温中散寒；

粳米——补益脾胃。

七、下焦不固下利证

"<u>伤寒服汤药</u>，下利不止，心下痞硬。服泻心汤已，<u>复以他药下之</u>，
　　（误治）　　　　　　　　　　　　　　　　　　（再误治）

利不止，<u>医以理中与之</u>，利益甚。理中者理中焦，<u>此利在下焦</u>，
　　　　　（误治）　　　　　　　　　　　　　　　　（下元不固）

<u>赤石脂禹余粮汤主之</u>。复不止，<u>当利其小便</u>。"（159）
　　　　　　　　　　　　　　　（利小便实大便）

成因：太阳病误治，导致下焦虚寒，气化失司，清浊不分。

辨证要点：心下痞硬，下利不止，滑脱不禁，小便少或小便不利。

病机：脾肾虚弱，下焦不固。

治法：涩肠固脱止利。

理中汤——温中健脾，散寒燥湿。

赤石脂禹余粮汤——涩肠固脱止利。

八、气虚下陷证

"<u>少阴病</u>，<u>下利</u>，<u>脉微涩</u>，　　　　<u>呕而汗出</u>，<u>必数更衣</u>，
（少阴阳气虚，失于固摄）（阳虚则脉微，阴亏则脉涩）（阳虚不固，阴邪上逆）

<u>反少者</u>，　　　　<u>当温其上，灸之</u>。"（325）
（大便次数多而量少）（应灸百会。百会乃督脉经穴，督脉总督诸阳）

少阴病热化证

一、阴虚火旺证

"少阴病，得之二三日以上，心中烦，不得卧，黄连阿胶汤主之。"（303）
（素体阴虚，复感外邪，邪从热化）（肾阴亏虚，不上济于心，心火亢于上）

成因：少阴素虚，复感外邪，邪从热化，肾阴亏虚不能上济于心，心火亢于上。

辨证要点：心烦不得眠，口燥咽干，舌质红，少苔或无苔，脉细数。

病机：肾阴亏虚，阴虚火旺。

治法：育阴清热。

方剂：黄连阿胶汤。

黄连、黄芩——泻心火；

芍药、阿胶、鸡子黄——滋补肾阴。

二、阴虚水热互结证

"少阴病，下利六七日，　咳而呕渴，　心烦不得眠者，猪苓汤主
　　　　　　（水气不利，偏渗大肠）（水气上逆犯胃、肺）（阴虚内热，上扰心神）
之。"（319）

成因：少阴阴虚，水饮内停与热互结。

辨证要点：心烦不得眠，渴欲饮水，小便不利。

病机：少阴阴虚，水热互结。

治法：养阴清热，利水。

方剂：猪苓汤。

黄连阿胶汤与猪苓汤证鉴别

方名 ＼ 鉴别	病因	病机	证候	病性	治法	药物
黄连阿胶汤	肾阴素虚，邪入少阴，故从热化	阴虚火旺	心烦不得眠，口燥咽干，舌红苔少，脉沉细数	虚热证	育阴清热	黄连、黄芩，清热除烦；阿胶、芍药、鸡子黄，滋肾阴，养营血，安心神
猪苓汤	少阴阴虚，或阳明误下，余热未清，津液受伤，水与热结	水热互结	心烦不得眠，渴欲饮水，小便不利，咳而呕，发热，脉浮	虚实挟杂证	养阴清热利水	阿胶，滋阴润燥；滑石、猪苓、茯苓、泽泻，清热利水

少阴病咽痛证

一、少阴阴亏虚火上扰证

"少阴病，下利咽痛，胸满心烦，猪肤汤主之。"（310）
（手少阴挟咽，足少阴循喉咙。少阴病，下利伤阴，虚热上扰，经气不利）

成因：少阴素虚，下利又伤阴。

辨证要点：咽喉疼痛，下利，具有阴虚的表现。

治法：滋阴润燥，和中止痛。

方剂：猪肤汤。

猪肤——滋阴润肺退热；

白蜜——滋阴润燥，清虚热；

米粉——补脾和胃止利。

二、邪热客于少阴经脉证

"少阴病，二三日，咽痛者，可与甘草汤，不差，与桔梗汤。"（311）
（少阴病初期，邪热客于咽喉）

成因：少阴病初期，外邪客于咽喉。

辨证要点：咽喉红肿疼痛，兼有热象。

治法：清热解毒，利咽止痛。

方剂：甘草汤、桔梗汤。

甘草——清热解毒利咽；

桔梗——清热利咽止痛，宣肺散结。

三、痰热阻闭咽喉证

"少阴病，咽中伤，生疮，不能语言，声不出者，苦酒汤主之。"（312）

（手少阴挟咽，足少阴循喉咙，痰浊阻闭咽喉）

苦酒汤方

半夏十四枚（洗，破如枣核）鸡子一枚（去黄，内上苦酒，着鸡子壳中）。

上二味，内半夏著苦酒中，以鸡子壳置刀环中，安火上，令三沸，去滓，少少含咽之，不差，更作三剂。

成因：痰浊阻闭咽喉。

辨证要点：咽部溃烂，声音嘶哑，甚或不能语言。

病机：痰浊闭阻咽喉，经脉不利。

治法：涤痰消肿、敛疮止痛。

方剂：苦酒汤。

半夏——涤痰散结；

鸡子清——甘寒消肿；

苦酒——消肿敛疮。

这是中医学最早使用含咽剂治疗咽喉疾病的方法，比当今应用含片以及雾化方法治疗咽喉疾病早一千八百余年，值得进一步研究。

四、风寒客于少阴经脉证

"少阴病，咽中痛，半夏散及汤主之。"（313）

（寒邪痰湿客于咽喉）

成因：寒邪痰湿闭阻咽喉，经气不利。

辨证要点：咽喉疼痛，兼寒象。

治法：涤痰开结，散寒止痛。

方剂：半夏散及汤。

半夏——涤痰开结；

桂枝、甘草——散寒通阳，缓急止痛。

五、少阴阳虚，虚阳上浮证

"少阴病，下利清谷，里寒外热，手足厥逆，　脉微欲绝，
（少阴阳虚，脾失健运）　（真寒假热）（阳虚阳气不能达于肢末）（阳虚鼓动无力）

身反不恶寒，其人面色赤，或腹痛，或干呕，或咽痛，或利止脉不出者，
（阴寒内盛，格阳于外）　（寒凝气滞）（阴寒上逆）　（虚阳上浮）　（阳气欲绝）

通脉四逆汤主之。"（317）

治法：破阴回阳。

方剂：四逆辈。

仲景对咽喉疾病的治疗有多种方法，对少阴阳虚，虚火上浮所致咽喉疼痛，即用破阴回阳法，如四逆汤、通脉四逆汤；阴虚虚热上扰之咽痛，即用滋阴润肺退热法，用猪肤汤；热邪上扰咽喉之咽痛，即用清热解毒，利咽止痛法，用甘草桔梗汤；痰浊闭阻咽喉之咽痛，即用涤痰消肿、敛疮止痛法，方用苦酒汤；对寒邪痰浊闭阻咽喉所致之咽痛，即用涤痰开结、散寒止痛法，方用半夏散及汤治疗。

少阴病兼变证

一、少阴病兼太阳（表）证

"少阴病，始得之，反发热，脉沉者，麻黄细辛附子汤主之。"（301）
（少阴阳虚，复感外邪）　（里寒）　（温经解表）

"少阴病，得之二三日，麻黄附子甘草汤微发汗。以二三日无证，
（少阴兼表证，证情轻缓）　（无吐利等里虚寒证）

故微发汗也。"（302）
（证情轻缓，故微发汗）

成因：少阴阳虚，复感外邪。

辨证要点：脉沉，神疲，身倦乏力，发热，恶寒，身痛。

病机：少阴里虚兼表。

治法：温经解表。

方剂：麻黄附子甘草汤、麻黄细辛附子汤。

轻证：麻黄附子甘草汤。

附子——温经扶阳；

麻黄——散寒解表；

甘草——益气扶正。

重者：麻黄细辛附子汤。

附子——温经扶阳；

细辛——辛温散寒，通达内外；

麻黄——散寒解表。

二、少阴兼阳明证

"少阴病，得之二三日，口燥咽干者急下之，　宜大承气汤"。（320）
（足少阴循喉咙，肾阴素虚，感邪后化燥灼津，真阴将竭）　（急下承阴）

"少阴病，自利清水，色纯青，心下必痛，口干燥者，可下之，宜大承气
（燥屎内结，热结旁流）　　　（腑气壅滞）　（燥热灼伤真阴）

汤"。（321）

"少阴病，六七日，腹胀不大便者，急下之，宜大承气汤"。（322）
（燥屎内阻，浊气壅滞）

成因：少阴素虚，燥热内结，灼伤真阴。

辨证要点：口燥咽干，自利清水，色纯青，腹痛拒按，腹胀不大便。

病机：少阴水亏土燥，真阴将竭。

治法：急下存阴。

方剂：大承气汤。

阳明三急下证与少阴三急下证区别

一、阳明三急下证

病机：阳亢阴竭，胃燥津枯。

治法：急下存阴。

方剂：宜大承气汤。（252、253、254）

二、少阴三急下证

病机：少阴水亏土燥，真阴将竭。

治法：急下存阴。

方剂：宜大承气汤。（320、321、322）

阳明三急下证与少阴三急下证，均为急下存阴法，都用大承气汤治之为其共同之处。然其阴亏的机理有别，阳明三急下证是阳亢导致胃燥津亏，故急下燥热之邪，保存阴液；而少阴三急下证是少阴亏虚导致胃土燥热，恐胃土燥热之邪再损及阴液，使少阴阴液更加亏虚，故仍急下燥热之邪，保存阴液。

三、热移膀胱证

"少阴病，八九日，一身手足尽热者，以热在膀胱，必便血也。"（293）
　　　　　　　　　（阴虚内热，移热于膀胱）　　　　　　（热伤脉络）

四、伤津动血证

"少阴病，咳而下利谵语者，被火气劫故也，小便必难，
　　　　　（阴虚水热互结）　　　（误用火法，强发汗）　　（阴液耗竭）

以强责少阴汗也。"
（原因：强发汗）

"少阴病，但厥无汗，而强发之，必动其血，未知从何道出，
　　　（少阴阳虚，无表证）　（误用汗法）　　（元阳大伤，阴寒内盛，虚阳浮躁，动血）

或从口鼻，或从目出者，是名下厥上竭，　　　为难治。"

<u>（阳气厥于下，阴血竭于上）</u>　<u>（预后不良）</u>

少阴疑似证

一、阳气内郁，气机不畅证

"少阴病，<u>四逆</u>，　　　　　　<u>其人或咳，或悸，</u>　<u>或小便不利，或腹中痛，</u>

　　　　<u>（阳气内郁，不达四肢）</u>　<u>（肺寒气逆）</u>　<u>（心阳不足）</u>　<u>（气化不行）</u>　　<u>（阳虚中寒）</u>

<u>或泄利下重者，</u><u>四逆散主之</u>"。（318）

<u>（气机郁滞）</u>　<u>（疏肝解郁，透达郁阳）</u>

　　成因：肝郁气滞，阳气内郁不达四肢。

　　辨证要点：四肢厥冷，或腹痛、泄利下重、咳嗽、心下悸、小便不利。

　　病机：阳气内郁，气机不畅。

　　治法：疏畅气机，透达郁阳。

　　方剂：四逆散。

　　柴胡——疏肝解郁，透达阳气；

　　芍药——疏肝破结，通络止痛；

　　枳实——导滞行气；

　　甘草——调和诸药。

　　煎服和加减法：

　　"上四味，各十分，捣筛，白饮和服方寸匕，日三服。咳者，加五味子、干姜各五分，并主下利；悸者，加桂枝五分；小便不利者，加茯苓五分；腹中痛者，加附子一枚，炮令坼；泄利下重者，先以水五升，煮薤白三升，煮取三升，去滓，以散三方寸匕，内汤中，煮取一升半，分温再服。"

　　（1）加五味子、干姜以温肺敛气逐饮，并主下利；

　　（2）加桂枝以温通心阳化水；

　　（3）小便不利，加茯苓以淡渗利水；

　　（4）腹中痛，加炮附子以散寒温阳止痛；

（5）泄利下重，加薤白以通阳调气而降秽浊。

二、肝胃虚寒，寒浊中阻证

"少阴病，吐利，手足逆冷，　　　　　烦躁欲死者，吴茱萸汤主
（寒浊中阻，升降失司）（阳虚寒浊中阻，阳难外达）　（气机逆乱）

之"。（309）

"食谷欲吐，属阳明也，吴茱萸汤主之。得汤反剧者，属上焦也"（243）
（阳明中寒，胃失和降。病位：中焦）　　　（鉴别要点）　（病位：上焦）

"干呕吐涎沫，头痛者，　　　　　　　　吴茱萸汤主之。"（378）
（肝胃虚寒，浊阴上逆，凝滞肝脉，气血不通）（温肝暖胃，降浊止痛）

成因：肝胃虚寒，寒浊中阻。

辨证要点：呕吐、下利，四肢逆冷，烦躁欲死，头痛，或吐涎沫。

病机：中阳虚衰，肝胃虚寒，寒浊中阻。

治法：温胃暖肝，散寒降浊。

方剂：吴茱萸汤。

吴茱萸——温胃暖肝，降逆止呕；

生姜——散寒止呕；

人参、大枣——补虚和中。

少阴病的转归

一、阳复阴存者生

"少阴病，脉紧，至七八日，自下利，脉暴微，手足反温，脉紧反
（少阴阳虚，阴寒内盛）　　　　　　　（脉紧变为不紧）（阳气来复，阴寒已退）

去者，为欲解也，虽烦下利，必自愈。"（287）
　　　（阳复寒去）

"少阴病，下利，若利自止，恶寒而踡卧，　手足温者，可治。"（288）
（肾阳虚衰，脾失温煦）　（阴寒内盛，阳虚失温）（阳气恢复，预后好）

"少阴病，恶寒而蜷，<u>时自烦，欲去衣被者，可治。</u>"（289）

（阳虚阴盛，失于温煦） （阳气来复，预后好）

"少阴中风， <u>脉阳微阴浮者，为欲愈。</u>"（290）

（少阴病又感风邪）（阳微，寸脉不浮，感邪轻；阴浮，尺脉当沉细，反见浮象，说明阳气来复，正胜邪衰）

二、阳亡阴竭者死

"<u>少阴病，但厥无汗，而强发之，必动其血，未知从何道出，</u>

（少阴阳虚，外失温煦，内不蒸津） （误治）（虚阳浮动，血随虚阳上溢）

<u>或从口鼻，或从目出者，是名下厥上竭，为难治。</u>"（294）

（阳虚于下，阴血耗于上，预后不良）

"<u>少阴病，恶寒身蜷而利，手足逆冷者，不治。</u>"（295）

（阳气虚衰，火不温土）

"<u>少阴病，吐利躁烦，四逆者死。</u>"（296）

（脾肾阳虚，阳气脱绝，虚阳外扰）

"<u>少阴病，下利止而头眩，时时自冒者死。</u>"（297）

（少阴阳虚，阴竭于下，阳脱于上，残阳扰乱清窍）

"<u>少阴病，四逆恶寒而身蜷，脉不至，不烦而躁者死。</u>"（298）

（肾阳虚衰，阴盛阳绝，残阳外扰，神气浮越）

"<u>少阴病，六七日，息高者死。</u>"（299）

（肾阳虚衰，肾气绝于下，肺气脱于上。息高：呼吸困难不规则）

"<u>少阴病，脉微细沉，但欲卧，汗出不烦，自欲吐，至五六日自利，</u>

（少阴阳气脱绝，阴寒内盛） （阳气外越） （阳衰阴盛更甚）

<u>复烦躁不得卧寐者死。</u>"（300）

（阳气外脱，阴阳离绝，预后极差）

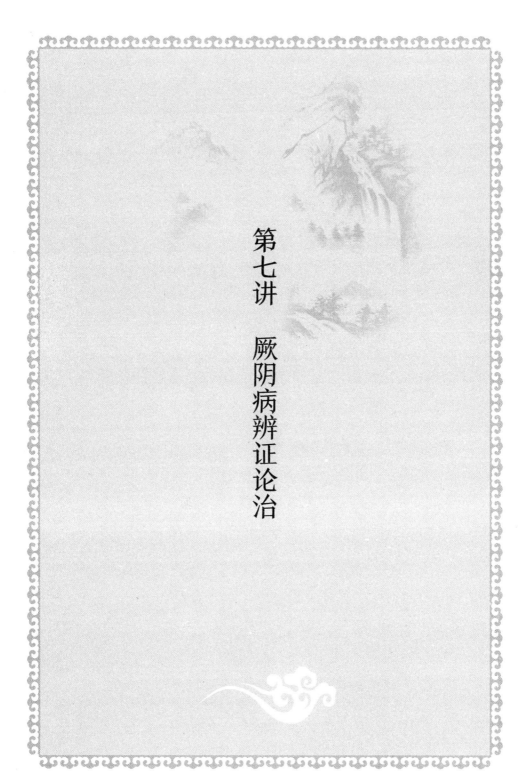

第七讲　厥阴病辨证论治

概　述

一、含义

（一）范围

厥阴，即阴气最少之意。《素问·至真要大论》中有"厥阴何也？歧伯：两阴交尽也。"帝曰："幽明何如？歧伯曰：两阴交尽故曰幽。"幽为阴之极，故厥阴又称为"一阴"。阴极则阳生，因此，厥阴是阴阳交替的分水岭。

厥阴是指足厥阴肝经和手厥阴心包经及其所络属脏腑。足厥阴肝经与足少阳胆经互为表里，手厥阴心包经与手少阳三焦经互为表里。由于人体是一个有机的整体，通过经脉相互联系，生理上相互为用，病理上相互影响，厥阴病往往涉及脾、胃、肾等脏腑。

（二）定义

厥阴病是足厥阴肝功能失常引起的疾病，是以阴尽阳生、寒热错杂、厥热往来为特殊病机及证候特征的疾病。

二、生理功能特点

肝藏血，主疏泄，喜条达。能调气血，畅情志，促运化。心包之火以三焦为通路下达于肾，使肾水温暖以涵养肝脏。

三、病性

阴阳错乱，寒热混淆。多变，难于一定，偏于里虚寒阴。

四、病位

里（肝、心包）。

五、病理

阴阳错杂。

厥阴病以阴阳错杂为基本病理。厥阴病是六经病证的最后阶段。病入厥阴，则肝失调达，气机不利，导致阴阳失调。又因厥阴具有阴尽阳生，极而复返的特性，因此厥阴病常以上热下寒，寒热错杂为主。厥阴受邪，阴阳失调，如果邪从寒化，则为厥阴寒证；邪从热化，则为厥阴热证。病至厥阴，正邪相争，阴阳消长，阴盛则厥，阳盛则热，阴阳相互争胜，临床即表现为手足厥热交替出现。因此，厥阴病的病理非常复杂，病性上难于确定，故病理上概之为"阴阳错杂"，病性上言之"多变，难于一定"。

（一）寒热错杂

（1）邪侵入或内陷，病至厥阴：

肝木失调，相火炎上→热。

心包受邪，心火不能下达→寒。

（2）肝胃虚寒，浊阴上逆→吐。

（3）肝热下迫→利。

（二）厥热胜复

（1）阳胜正复→热。

（2）阴胜邪进→寒。

（3）正邪交争则→寒热进退：

阳能胜阴或阳盛阴衰：厥热相等或寒少热多。

阳衰阴盛或阳复太过：寒多热少或厥回热不除。

（三）脏腑功能失调，阴阳气不相顺接——厥证

（1）阴盛阳微：寒厥；

（2）邪热深陷：热厥；

（3）胃气虚寒，蛔虫扰动：蛔厥；

（4）阴寒内盛，阳气衰竭：脏厥；

（5）水停心下，阳气遏而不布：水厥；

（6）痰壅膈上，胸阳遏而不宣：痰厥。

由上可知厥阴病的病理特点：寒热各趋其极，寒热错杂。

六、病证特点

四肢厥冷。

七、成因

（一）少阴传来

少阴失治而见寒热错杂证。

（二）少阳传来

少阳与厥阴相表里，少阳失治，邪气深入而传厥阴。

八、临床表现

（一）上热下寒证

上热：消渴，气上撞心，心中疼热。

下寒：饥而不欲食，食则吐蛔，下之利不止。

（二）厥热胜复证

临床特点：四肢厥逆，厥热交错。

转归和预后：

厥热交错出现时间相等或热多于厥→正能胜邪，向愈征兆。（336、341）

厥多于热或厥回之后发热不止→正不胜邪，病势进展，恶化。（342、341）

（三）厥逆证

（1）寒厥："大汗出，热不去，内拘急，四肢疼，又下利厥逆而恶寒。"（353）

（2）热厥："伤寒脉滑而厥者，里有热。"（350）

（3）蛔厥："伤寒脉微而厥，得食而呕，又烦者，蛔闻食臭出，其人常自吐蛔。"（338）

（4）脏厥："伤寒脉微而厥，至七八日肤冷，其人躁无暂安时者。"（338）

（5）水邪乘心之厥："伤寒，厥而心下悸。"（356）

（6）痰涎壅塞之厥："病人手足厥冷，脉乍紧者，邪结在胸中，心下满而烦，饥不能食者，病有胸中，当须吐之，宜瓜蒂散。"（355）

（四）下利吐哕证

（1）吐哕。

寒饮内停，阴寒上逆："干呕，吐涎沫，头痛者，吴茱萸汤主之。"（378）

发热呕吐："呕而发热者，小柴胡汤主之。"（379）

里实哕逆："伤寒哕而腹满，视其前后，知何部不利，利之则愈。"（38）

（2）下利。

湿热下利："热利，下重者，白头翁汤主之。"（371）

实热下利："下利，谵语者，有燥屎也，宜小承气汤。"（374）

虚寒下利："下利清谷，里寒外热，汗出而厥者，通脉四逆汤主之。"（370）

九、治疗原则

寒温并用，攻补兼施，八法具备。

十、禁忌

本病属里虚寒热错杂证。禁汗、下。不可一概而论。

十一、预后

（1）热多于厥：正胜邪负，阳长阴消，预后良好。

（2）厥多于热：邪胜正负，阴长阳消，预后不良。

厥阴病辨证纲要

"厥阴之为病，消渴，气上撞心，心中疼热，饥而不欲食，
（邪入厥阴，肝郁化火犯胃灼津）　　　（邪热上扰）　　　（胃热消谷，脾失健运）

食则吐蛔，下之利不止。"（326）
（脾虚肠寒）（误下，更伤脾阳）

　　成因：邪入厥阴，寒热错杂，虚实互见。

　　辨证要点：消渴，气上撞心，心中疼热，饥不欲食，食则吐蛔。

　　病机：寒热错杂，虚实相因。

　　治禁：禁下。

厥阴病寒热错杂证

一、蛔厥

"伤寒脉微而厥，至七八日肤冷，其人躁无暂安时者，此为藏厥，
（肾阳虚衰，阴寒内盛）　（病程长）　（真阳将绝，脏气衰败，预后不良）（鉴别要点）

非蛔厥也。蛔厥者，其人当吐蛔。今病者静，而复时烦者，此为藏寒，
　　　　　　　　　（蛔厥特征）　　　（蛔厥有时作时止的特点）

蛔上入其膈，故烦，须臾复止，得食而呕，又烦者，蛔闻食臭出，
　　　　　　　　　　（脾胃虚寒，蛔虫不安其位，内扰上窜）

其人常自吐蛔。蛔厥者，乌梅丸主之。又主久利。"（338）
（再次论蛔厥临床特点）

　　成因：内有蛔虫，脾胃虚寒，蛔虫内扰，上热下寒。

　　辨证要点：（1）有蛔虫病史；（2）以腹部、胃脘疼痛为主，且时作时止；（3）手足厥冷常在痛剧时产生，痛减或痛止时消失；（4）进食后随即发生疼痛与呕吐。

　　病机：蛔虫内扰，脾胃虚寒，上热下寒。

　　治法：清上温下，安蛔止痛。

方剂：乌梅丸。

乌梅（醋浸泡一宿）——安蛔止痛；

黄连、黄柏——苦寒清上焦热；

细辛、干姜、附子、蜀椒、桂枝——辛以伏蛔，温以祛下寒；

人参、当归——益气养血；

米饭、蜂蜜——和胃缓急。

蛔得甘则动，得酸则静，得苦则下，得辛则服。乌梅丸的组方正合此意。

脏厥与蛔厥鉴别

鉴别 病证	临床表现	病机	临床特征	治法	方剂
脏厥	四肢厥冷，腹痛，呕吐	真阳将绝，脏气衰败	四肢厥冷持续不减，腹痛喜温喜按，呕吐，恶寒踡卧，脉微细欲绝	回阳救逆	四逆辈
蛔厥	四肢厥冷，腹痛，呕吐	蛔虫内扰，上热下寒	厥冷在痛剧时发生，痛减或痛止时消失；腹痛拒按，且时作时止，进食后发生腹痛与呕吐。吐蛔虫	清上温下，安蛔止痛	乌梅丸

二、寒格吐利证

"**伤寒本自寒下**，**医复吐下之**，寒格更逆吐下，若食入口即吐，
（素体脾胃虚寒泄泻）（误用吐、下）　（损伤脾阳，上热下寒格拒，脾不升清，胃气不降）

干姜黄芩黄连人参汤主之。"（359）
（寒温并用，温脾清胃，辛开苦降）

成因：素体脾胃阳虚，误用吐法、泻法，损伤脾阳，寒热格拒，脾胃升降失司。

辨证要点：呕吐，食入即吐；泄泻，口渴，食少，身倦乏力，腹胀腹痛，喜温喜按，舌质红，舌苔白或黄，脉沉细。

病机：脾寒胃热，寒热格拒，脾胃升降失司。

治法：温脾清胃，辛开苦降。

方剂：干姜黄芩黄连人参汤。

伤寒论讲座撷要

景洪贵

黄连、黄芩——清胃热；

干姜——温中散寒；

人参——健脾益气。

三、唾脓血泄利证

"**伤寒六七日，大下后，寸脉沉而迟，手足厥逆，下部脉不至，**
（表证未解，误下）　（伤阴损阳，邪陷于里，阳郁不伸）　（跌阳与太溪）

咽喉不利，唾脓血，泄利不止者，　为难治，　麻黄升麻汤主之。"（357）
（热郁于上，灼伤津液）（脾虚寒盛，失于健运）（预后不良）（温脾清肺，发越阳郁）

成因：伤寒表证误下，伤阴损阳，热郁于上，脾胃虚寒于中。

辨证要点：本证为阳气内郁，寒热虚实互见，以阳郁为主，肺热脾寒次之。
以脉沉迟，手足厥逆，咽部不利，唾脓血，泄利不止为特征。

病机：阳气内郁，寒热虚实互见，肺热脾寒。

治法：发越阳郁，清肺温脾。

方剂：麻黄升麻汤。

麻黄——发越火郁；

升麻——升散解毒，使阳郁得伸，邪能外达；

知母、黄芩、葳蕤、天冬、石膏、当归、芍药——滋阴清肺；

桂枝、茯苓、白术、干姜、甘草——温中健脾。

厥阴病寒证

一、营血不足，寒凝经脉

"**手足厥寒，脉细欲绝者，当归四逆汤主之。**"（351）
（营血不足，寒凝经脉）　（养血通脉，温经散寒）

"**若其人内有久寒者，　宜当归四逆加吴茱萸生姜汤。**"（352）
（肝胃素有虚寒，反复胃痛，呕逆吐涎）　（暖肝温胃）

成因：肝血虚弱，寒凝经脉；或素体肝胃虚寒。

辨证要点：手足厥寒，脉微细欲绝。

病机：营血不足，寒凝经脉。

治法：养血通脉，温经散寒。

方剂：当归四逆汤。

芍药、当归——补血养血行血；

桂枝、细辛——温经散寒通阳；

大枣、甘草——补中益气；

通草——通行血脉。

若素体肝胃虚寒，出现胃脘疼痛，呕逆吐涎者，加吴茱萸、生姜暖肝温胃；加清酒温通经脉。

二、肝寒犯胃，浊阴上逆证

"干呕吐涎沫，头痛者，　　　　　吴茱萸汤主之。"（378）
（肝寒犯胃，胃失和降，阴寒循肝经上扰）（暖肝温胃降浊）

成因：素体肝胃虚寒，阴寒内盛，浊阴上逆。

辨证要点：头痛，呕吐，或干呕吐涎沫，或少腹冷痛，或腹满寒疝，舌质淡，舌苔白或白腻，脉沉、细、弦。

病机：肝寒犯胃，浊阴上逆。

治法：暖肝温胃降浊。

方剂：吴茱萸汤。

吴茱萸——暖肝温胃，降逆止呕；

生姜——散寒止呕；

人参、大枣——补虚和中。

厥阴病热证

"热利下重者，　　　　白头翁汤主之。"（371）
（湿热壅滞，肝失疏泄）（清热燥湿凉肝解毒）

"<u>下利欲饮水者</u>，<u>以有热故也</u>，白头翁汤主之。"（373）
　　（邪热伤津）　　（原因）

成因：肝经湿热，下迫大肠。

辨证要点：泄泻，下利脓血，里急后重，肛门灼热，口渴喜饮，舌质红，舌苔黄，脉数或弦。

病机：肝经湿热下迫大肠，大肠传导失司。

治法：清热燥湿，凉肝止利。

方剂：白头翁汤。

白头翁——清热解毒止利，疏肝凉血；

秦皮——清肝胆湿热；

黄连、黄柏——清热燥湿。

厥热胜复证

一、临床特点

四肢厥逆，厥热交错。

二、转归和预后

（1）厥热交错出现时间相等或热多于厥——正能胜邪，向愈征兆。

"<u>伤寒病</u>，<u>厥五日</u>，<u>热亦五日</u>，设六日当复厥，<u>不厥者</u>自愈。
　　（厥热日数相等，提示体内阴阳平衡）　　　　　　　　（正气胜）

<u>厥终不过五日，以热五日，故知自愈。</u>"（336）

"<u>伤寒发热四日，厥反三日，复热四日</u>，厥少热多者，其病当愈。
　　　　　　　　　（厥少热多，阳气回复）

<u>四日至七日，热不除者，必便脓血。</u>"（341）

（阳复太过，阳胜则热，伤及阴络）

（2）厥多于热或厥回之后发热不止——正不胜邪，病势进展，恶化。

"伤寒厥四日，<u>热反三日，复厥五日，其病为进</u>。<u>寒多热少</u>，
　　　　　　（厥为阴盛，热为阳复）（阳气不足，抗邪能力衰减）　（厥多热少）

<u>阳气退，故为进也</u>。"（342）
（阳气渐不足）

"伤寒发热四日，<u>厥反三日，复热四日，厥少热多者，其病当愈</u>。
<u>四日至七日，热不除者，　　　　　必便脓血</u>。"（341）
（阳复太过，阳胜则热，发热不退）（病进：热伤及阴络）

（3）厥热胜复，阳气受损，虚寒更甚——除中，预后不良。

（4）厥热胜复，阴阳平衡——预后良好。

（5）厥热胜复，阳复太过——血热肉腐，发展为痈脓。

（6）厥误治，中阳受损，虚寒更甚——除中，预后不良。

"伤寒始发热六日，<u>厥反九日而利</u>。凡<u>厥利者，当不能食</u>，
　　　　　　　　　　（阴盛阳衰，厥多热少则下利）　　（阳气不足，不能腐熟水谷）

<u>今反能食者</u>，恐为除中。<u>食以索饼，不发热者</u>，<u>知胃气尚在</u>，
（中气败绝）　　　　　　　　（食后没有发热）　　　　　（胃气尚可）

必愈，恐暴热来出而复去也。后日脉之，<u>其热续在者</u>，<u>期之旦日</u>
（预后良）　　　　　　　　　　　　　　　（后又发热）　（丑至卯时，阴尽阳复）

<u>夜半愈</u>。所以然者，<u>本发热六日，厥反九日，复发热三日，并前六</u>
　　　　　　　　　　　　（先发热六日，厥九日，复热三日，说明阴阳还保持相对平衡）

<u>日，亦为九日，与厥相应</u>，故期之旦日夜半愈。后三日脉之，<u>而脉数，</u>
<u>其热不罢者，此为热气有余，必发痈脓也</u>。"（332）
（阳复太过，日久伤阴，血热肉腐）

"<u>伤寒脉迟六七日</u>，<u>而反与黄芩汤彻其热</u>。脉迟为寒，今与黄芩汤，复除其
　　（证属虚寒）　　　　　　（误治）

热，<u>腹中应冷，当不能食，今反能食</u>，此名除中，<u>必死</u>。"（333）
　　（本应出现虚寒之症）　（回光返照）　　　　　　　（预后不良）

190

厥逆证

一、厥逆的病机与证候特点

"凡厥者，阴阳气不相顺接，便为厥。厥者，手足逆冷者是也。"（337）
（病机） （临床特点）

二、厥逆辨治

（一）寒厥

"大汗出，热不去，内拘急，四肢疼。又下利厥逆而恶寒者，
（阳虚卫外不固）（表证未解）（阳虚阴亏，筋脉失于温养） （脾肾阳虚）

四逆汤主之。"（353）
（回阳救逆）

"大汗，若大下利，而厥冷者，四逆汤主之。"（354）
（大汗大下均伤人阳气）（阳虚肢体失于温煦）

成因：素体阳虚，表证未解，阳虚阴亏。

辨证要点：大汗出，腹内拘急，四肢疼痛，下利，手足厥冷，恶寒，脉微欲绝。

病机：阳气不足，阴津亏损，筋脉失养不能腐熟水谷。

治法：回阳救逆。

方剂：四逆汤。

"伤寒脉促， 手足厥逆，可灸之。"（359）
（脉促：寒热均可见，此应脉促无力）（阳虚阴盛则肢冷，治宜温灸）

（二）热厥

"伤寒脉滑而厥者，里有热， 白虎汤主之。"（350）
（里热炽盛，阳不达于肢末，热深厥深）（辛寒清热）

成因：伤寒热邪入里，里热炽盛，阳气不达于肢末。

辨证要点：高热，汗出，口渴，四肢厥冷，脉滑或洪大。

病机：郁热内伏，阳不外达。

治法：辛寒清气。

方剂：白虎汤。

（三）蛔厥

"伤寒脉微而厥，至七八日肤冷，其人躁无暂安时者，此为藏厥，
（肾阳虚衰阴寒内盛）　　（病程长）　　　　　（真阳将绝，脏气衰败，预后不良）

非蛔厥也。蛔厥者，其人当吐蛔。今病者静，而复时烦者，此为藏寒，
　　　　　　（蛔厥特征）　　　　　（蛔厥有时作时止的特点）

蛔上入其膈，故烦，须臾复止，得食而呕，又烦者，蛔闻食臭出，
　　　（脾胃虚寒，蛔虫不安其位，内扰上窜）

其人常自吐蛔。蛔厥者，乌梅丸主之。又主久利。"（338）
（再次论蛔厥临床特点）

成因：内有蛔虫，脾胃虚寒，蛔虫内扰，上热下寒。

辨证要点：（1）有蛔虫病史；（2）以腹部、胃脘疼痛为主，且时作时止；（3）手足厥冷常在痛剧时产生，痛减或痛止时消失；（4）进食后随即发生疼痛与呕吐。

病机：蛔虫内扰，脾胃虚寒，上热下寒。

治法：清上温下，安蛔止痛。

方剂：乌梅丸。

（四）脏厥

"伤寒脉微而厥，至七八日肤冷，其人躁无暂安时者。"（338）
（肾阳虚衰，阴寒内盛）　　　　　（真阳将绝，脏气衰败）

（五）水邪乘心之厥

"伤寒，厥而心下悸，宜先治水，当服茯苓甘草汤，却治其厥。
　　　（厥：水饮内停，阳气被遏，不达肢末；悸：水饮内停，水气凌心）　　　（误治）

不尔，水渍入胃，必作利也。"（356）
　　　（水饮渗于胃肠）

成因：伤寒胃阳不足，水饮内停，阳气被遏，水气凌心。

辨证要点：四肢厥冷，心悸，下利，背寒冷，舌苔白或白腻，脉弦。

病机：胃阳不足，水饮内停。

治法：温化水饮。

方剂：茯苓甘草汤。

茯苓——健脾渗湿利水；

桂枝——通阳化气；

生姜——温散胃中水饮；

甘草——和中补虚。

（六）痰涎壅塞之厥

"病人手足厥冷，脉乍紧者，邪结在胸中，心下满而烦，
（患伤寒杂病的人）　　　（痰食阻滞，气血不畅）　　　　（痰湿阻滞，胸阳被遏）

饥不能食者，　　　病在胸中，当须吐之，宜瓜蒂散。"（355）
（邪结在胸中，实邪壅滞）（病位高）　（治则）

成因：患伤寒杂病之人，素有痰湿。

辨证要点：四肢厥冷，胸下满闷，饥不欲食，脉时见紧象，舌苔白滑或白腻。

病机：痰食阻滞胸中，阳气不能外达。

治法：涌吐停痰宿食。

方剂：瓜蒂散。

瓜蒂——催吐；

赤小豆——利水消肿；

香豉——轻清宣泄。

下利吐哕证

一、下利证

（一）湿热下利

"热利下重者，白头翁汤主之。"（371）

（下重：里急后重。湿热内蕴，气机壅滞所致）

成因：肝经湿热，下迫大肠。

辨证要点：泄泻，下利脓血，里急后重，肛门灼热，口渴喜饮，舌质红，舌苔黄，脉数或弦。

病机：肝经湿热下迫大肠，大肠传导失司。

治法：清热燥湿，凉肝止利。

方剂：白头翁汤。

白头翁——清热解毒止利，疏肝凉血；

秦皮——清肝胆湿热；

黄连、黄柏——清热燥湿。

（二）实热下利

"下利，谵语者，有燥屎也，　　　　　　宜小承气汤。"（374）

（下利与谵语同时出现，系热结旁流，里热上扰心神）（通因通用）

成因：里热炽盛与燥屎相结，热结旁流，热邪上扰心神。

辨证要点：潮热汗出，腹满，下利青水，谵语，舌质红，舌苔黄，脉数。

病机：阳明实热，热结旁流。

治法：泻热导滞。

方剂：小承气汤。

（三）虚寒下利

1. 虚寒下利证治

"下利清谷，里寒外热，　　　　汗出而厥者，通脉四逆汤主之。"（370）

（脾肾阳虚，阴寒内盛，真寒假热，面色赤）　（阳亡于外，阳气不达于肢末）

成因：脾肾阳虚，阴寒内盛，阴盛格阳。

辨证要点：下利清谷，四肢厥冷，汗出，身反不恶寒，面色赤，舌质淡，舌苔白，脉微细欲绝。

病机：脾肾阳衰，阴寒内盛，阳气外亡。

治法：回阳救逆。

方剂：通脉四逆汤。

"下利腹胀满，身体疼痛者，先温其里，乃攻其表，温里宜四逆汤，
（脾肾阳虚，失于健运）（寒邪束表）　　　（里急）　　　　　　（表里同病，里急应先治里）

攻表宜桂枝汤。"（372）

"下利清谷，　　　　不可攻表，　　　　汗出必胀满。"（364）
（脾肾阳虚，温运失常）（虽有表证，不能治表）（汗出阳气更虚，浊阴内阻）

仲景治疗表里同病的原则有三点：一是先表后里，二是先里后表，三是表里同治。本条是先里后表的治疗原则。由于脾肾阳气虚衰，下利清谷，如里证重急，虽有身体疼痛之表证，亦应先温其里，方用四逆汤，待阳气恢复，下利止后，方治其表证，用桂枝汤。如果先表后里，表证未必能除，而里阳又因发汗更受损伤，易生亡阳之变。

2. 虚寒下利的转归

"下利，有微热而渴，脉弱者，今自愈。"（360）
（阳气来复）（脉证相合，如果脉实即预后不良）

"下利，脉数，有微热汗出，今自愈，设复紧为未解。"（361）
　　　（阳气来复）　　　　　　（里寒又生，阳气未复）

"下利，寸脉反浮数，尺中自涩者，必清脓血。"（363）
　　　　　（阳复太过，阴证转阳，热伤肠络）

"下利，脉沉而迟，其人面少赤，身有微热，下利清谷者，
　（阳气虚衰，阴寒内盛）　　（虚阳上浮、外浮）　　（脾肾阳虚，不能腐熟水谷）

必郁冒汗出而解，病人必微厥。所以然者，其面戴阳，
（正邪相争，正胜邪却）　　　　　　　　（阴寒内盛，虚阳上浮）

下虚故也。"（366）

"下利，脉数而渴者，今自愈。设不差，必清脓血，以有
（阳气来复）　　　　　　　　　　　（阳复太过，由阴转阳，热伤肠络）

热故也。"（367）

"下利后脉绝，手足厥冷，晬时脉还，手足温者生，
（下利突然脉绝肢厥，阳气欲脱）　　　　　　（阳气来复）

脉不还者死。"（368）
（脉不起，厥不回，预后不良）

"伤寒下利，日十余行，脉反实者死。"（369）
（脾肾阳虚，不能腐熟水谷）　（脉证不符，虚阳外越）

二、吐哕

（一）阳虚阴盛

"呕而脉弱，小便复利，身有微热，见厥者难治，
（脾肾阳虚，胃气上逆）（阳虚失于固摄）　（阳虚虚阳外浮）　（阴阳格拒）

四逆汤主之。"（377）
（温补脾肾，回阳救逆）

　　成因：脾肾阳虚，阴寒内盛，阴阳格拒。

　　辨证要点：呕吐，四肢厥冷，面色赤，小便清长，脉微细欲绝。

　　病机：脾肾阳虚，阴寒内盛，阴盛格阳。

　　治法：温经回阳。

　　方剂：四逆汤。

（二）寒饮停蓄，阴寒上逆

"干呕，吐涎沫，头痛者，　　　　吴茱萸汤主之。（378）
（肝胃虚寒，胃失和降，阴寒循经上扰）（暖肝温胃降浊）

（三）邪传少阳证

"呕而发热者，　　小柴胡汤主之。"（379）
（少阳有热，胆胃气逆）（和解少阳）

景洪贵

伤寒论讲座概要

成因：邪在少阳，胆热犯胃，胃失和降。

辨证要点：恶心呕吐，往来寒热，口渴，口苦，不欲饮食，胸胁满闷，脉弦。

病机：热在少阳，胆热犯胃，胃失和降。

治法：和解少阳，清胆和胃。

方剂：小柴胡汤。

（四）里实哕逆

"伤寒哕而腹满，视其前后，知何部不利，利之则愈。"（381）
（邪气壅滞，气机上逆）（观察二便情况）（治法）

本条是从二便通利情况来判断病变部位。干呕兼腹胀满，应观察大、小便是否通利，如果是小便不利，即知邪在膀胱（蓄水证）；如果是大便不通，就知邪在大肠，腑气不通。故云："视其前后，知何部不利。"病在膀胱，治应散邪利小便；病在大肠，腑气不通，治应通腑。故仲景云："利之则愈。"

（五）痈脓致呕

"呕家有痈脓者，不可治呕，脓尽自愈。"（376）
（内部痈脓引起的呕吐，应助其排脓，脓尽则自愈）

（六）胃寒哕逆

"伤寒大吐大下之，极虚，复极汗者，其人外气怫郁，复与之水，
（伤寒误治）（正气大虚）（又误发汗）（无汗而郁热）（饮水）

以发其汗，因得哕，所以然者，胃中寒冷故也。"（380）
（胃中寒冷，寒饮相搏，胃失和降）

厥阴病的转归和预后

一、厥热交错出现时间相等或热多于厥：正能胜邪，向愈征兆

"伤寒病，厥五日，热亦五日，设六日当复厥，不厥者自愈。
（厥热日数相等，提示体内阴阳平衡）（正气胜）

厥终不过五日，以热五日，故知自愈。"（336）

"伤寒发热四日，厥反三日，复热四日，厥少热多者，其病当愈。
（厥少热多，阳气回复）

四日至七日，热不除者，必便脓血。"（341）
（阳复太过，阳胜则热，伤及阴络）

二、厥多于热或厥回之后发热不止：正不胜邪，病势进展，恶化

"伤寒厥热四日，热反三日，复厥五日，其病为进。寒多热少，
（厥为阴盛，热为阳复，阳气不足，抗邪能力衰减）　　　　　　（厥多热少）

阳气退，故为进也。"（342）
（阳气渐不足）

"伤寒发热四日，厥反三日，复热四日，厥少热多者，其病当愈。
四日至七日，热不除者，　　　必便脓血。"（341）
（阳复太过，阳胜则热，发热不退）（病进：热伤及阴络）

三、正气复可愈

"厥阴中风，脉微浮为欲愈，不浮为未愈。"（327）
（厥阴病其脉应沉迟细弱，脉浮为阳气来复之兆）

"厥阴病，渴欲饮水者，少少与之愈。"（329）
（邪退阳复）　（阴津得充，阳不自亢，阴阳平衡）

四、阳气虚衰，预后不良

"伤寒六七日，脉微，手足厥冷，烦躁，灸厥阴，厥不还者，死。"（343）
（阳气衰微，阴寒内盛）（虚阳上扰）　　（阳气衰绝，阳复无望）

"伤寒发热，下利厥逆。躁不得卧者，死。"（344）
（阴寒内盛格阳于外）

"伤寒发热，下利至甚，厥不止者，死。"（345）
（阴竭阳绝）

"伤寒六七日不利，便发热而利，其人汗出不止者，死。
（阳气来复不应下利）　　（阴盛格阳，亡阳）

有阴无阳故也。"（346）
（阳气虚衰，阴寒内盛）

"发热而厥，　　七日下利者，为难治。"（348）
（阴盛格阳，虚阳外浮）（下利更伤阴）（预后不良）

"下利，手足厥冷，无脉者，灸之不温，若脉不还，
（阳气虚衰，阴寒内盛危候）　　（救急汤药不济故用灸法）（阳气不复）

反微喘者，死。　少阴负趺阳者，为顺也。"（362）
（真阳竭厥，肺气越脱）（趺阳属胃经，趺阳脉在，胃气尚存，可治）

厥阴病的治疗禁忌

"诸四逆厥者，不可下之，虚家亦然。"（330）
（虚寒厥证）　　（禁下）　（所有虚证不可用下法）

"伤寒五六日，不结胸，腹濡，脉虚复厥者，不可下，此亡血，
（气血亏虚，阳气不足）　　（禁下）

下之死。"（349）

厥阴病属寒厥者，应采取温阳扶正法。"诸"是特指虚寒性厥证，因后文有"虚家亦然"。对于"虚家"，应理解为对于虚证和寒厥不可用泻法。

《伤寒论》中用"四逆"命名的方剂

一、四逆汤

"吐利汗出，发热恶寒，四肢拘急，手足厥冷者，四逆汤主之。"（388）

"既吐且利，小便复利，而大汗出，下利清谷，内寒外热，脉微细欲绝者，四逆汤主之。"（289）

病机：吐利亡阳，火不温土。

主证：吐利汗出，发热恶寒，四肢拘急，手足厥冷。或既吐且利，小便复利，而大汗出，下利清谷，内寒外热，脉微细欲绝。

二、通脉四逆汤

"少阴病，下利清谷，里寒外热，手足厥逆，脉微欲绝，身反不恶寒，其人面色赤，或腹痛，或干呕，或咽痛，或利止脉不出者，通脉四逆汤主之。"（317）

主证：少阴病，下利清谷，里寒外热，手足厥逆，脉微欲绝，身反不恶寒，其人面色赤或腹痛，或干呕，或咽痛、或利止脉不出。

"通脉四逆汤方：甘草二两（炙）附子大者一枚（生用，去皮，破八片）干姜三两（强人可四两）"

"上三味，以水三升，煮取一升二合，去滓，分温再服，其脉即出者愈。面色赤者，加葱九茎；腹中痛者，去葱，加芍药二两；呕者，加生姜二两；咽痛者，加桔梗一两；利止脉不出者，去桔梗加人参二两。病皆与方相应者，乃服之"。

通脉四逆汤与四逆汤药味相同，但重用附子，倍用干姜以急驱内寒，破阴回阳，通达内外。面赤者加葱白宣通上下阳气；腹痛，加芍药缓急止痛；干呕，加生姜温胃降逆；咽痛，加桔梗利咽止痛；利止脉不出者，加人参大补元气和阴液，以救阴竭。

主证：（1）少阴病，阳气虚衰，阴寒内盛证；（2）亡阳证。

三、通脉四逆加猪胆汁汤

"吐已下断，汗出而厥，四肢拘急不解，脉微细欲绝者，通脉四逆汤加猪胆汁汤主之。"（390条）

病机：吐利过重，阳亡阴竭。

主证：吐已无物，汗出而厥，四肢厥逆拘急不解，脉微欲绝。

（与上两证鉴别点是阴竭明显）

四、四逆加人参汤

"恶寒脉微而复利，利止亡血也，四逆加人参汤主之。"（385）

病机：吐利过重，阳亡阴脱。

主证：霍乱病虽止，恶寒脉微，反复利下，利虽止，而亡血者。

五、茯苓四逆汤

"发汗，若下之，病仍不解，烦躁者，茯苓四逆汤主之。"（69）

病机：少阴阳虚，阴液不济。

主证：汗下后，病仍不解，而见烦躁。

药物组成：茯苓、人参、附子、甘草、干姜。

本证为汗下后，阴阳具虚，水火不济，而发生烦躁，所以在治疗上用四逆汤扶阳加人参、茯苓以救其阴液。

六、当归四逆汤

"手足厥寒，脉微细欲绝者，当归四逆汤主之。"（351）

病机：营血不足，寒凝经脉。

主证：四肢厥寒，脉微细欲绝。

七、当归四逆加吴茱萸生姜汤

"其人内有久寒者，宜当归四逆加吴茱萸生姜汤。"（352）

病机：血虚寒凝，肝胃沉寒。

主证：上证兼内有久寒。内有久寒，应兼有反复胃脘疼痛，发则呕吐痰涎，统统等症。

八、四逆散

"少阴病，四逆，其人或咳，或悸，或小便不利，或腹中痛，或泄利下重者，四逆散主之。"（318）

病机：阳气内郁，气机不畅。

主证：四肢逆冷，或兼见咳嗽，心悸，小便不利，腹痛，泄利后重。

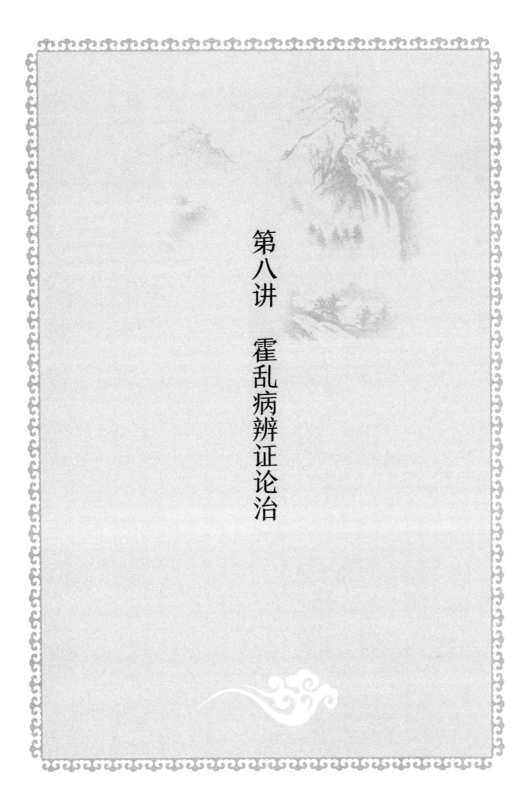

第八讲　霍乱病辨证论治

一、霍乱病含义

霍，有急骤、猝然、迅速之意；乱，即缭乱、变化之意。因发病急骤剧烈吐泻，顷刻间即有挥霍缭乱之状，故名霍乱。

二、证候特点

"问曰：病有霍乱者何？答曰：<u>呕吐而利</u>，此名霍乱。"（382）
　　　　　　　　　　　　　　　（临床特征）

"问曰：<u>病发热头痛，身疼恶寒</u>，<u>吐利者</u>，此属何病？答曰：
　　　　　（邪客于表，正邪相争，经脉不利）　　（脾胃升降失司）

此名霍乱。霍乱<u>自吐下</u>，又利止，复更发热也。"（383）
　　　　　　　　（主症是突然吐泻交作）

三、兼表证证治

"霍乱，　　头痛发热，身疼痛，热多欲饮水者，　　<u>五苓散主之</u>；
（呕吐下利）（表证未解，正邪相争）（表热，津液不上承）（解表，温中散寒，健脾燥湿）

寒多不用水者，　　<u>理中丸主之</u>。"（386）
（中焦阳虚，寒湿内阻）（温中散寒，健脾燥湿）

成因：感受外邪，中焦阳虚，寒湿内阻，脾胃升降失司。

辨证要点：吐利兼作，伴脉浮发热，头痛身痛，小便不利。

病机：表邪不解，寒湿内阻，清浊相干，升降失序。

治法：外解表邪，温中散寒，健脾燥湿。

表证为主：呕吐，下利，头痛发热身疼痛，渴欲饮水，小便不利。

治法：外解表邪，化气行水，温中散寒。

方剂：五苓散。

里证为主：吐利兼作，腹中冷痛，喜温喜按，不欲饮水，舌质淡，舌苔白，脉弱。

治法：温中散寒，健脾燥湿。

方剂：理中丸。

四、吐利亡阳证治

"吐利汗出，发热恶寒，四肢拘急，手足厥冷者，
（脾肾阳虚，阳虚不固）（阴盛格阳）　　　　（阳虚不达肢末，筋脉失养）

四逆汤主之。"（388）
（回阳救逆）

"既吐且利，小便复利，而大汗出，下利清谷，内寒外热，
（真阳虚极，阳虚不能固摄津液）（脾肾阳虚，不能腐熟水谷）（阴盛格阳）

脉微欲绝者，四逆汤主之。"（389）
（心肾阳虚，不能鼓动血脉）

"吐已下断，汗出而厥，四肢拘急不解，脉微欲绝者，通脉四逆
（液竭物尽）　　　　（阳亡欲脱，不固津，不温煦）

加猪胆汁汤主之。"（390）

成因：脾肾阳虚，阴寒内盛，阴盛格阳。

辨证要点：吐利汗出，下利清谷，手足厥冷，脉微欲绝。

病机：吐利亡阳。

治法：回阳救逆。

方剂：四逆汤。

生附子——温肾回阳；

干姜——温中散寒；

甘草——温补和中。

无物吐利，阳亡阴竭者用通脉四逆加猪胆汁汤以回阳救逆，益阴和阳。

生附子（大者一枚）——温肾回阳；

干姜（三两）——温中散寒；

景洪贵

伤寒论讲座撷要

甘草（二两）——温补和中；

猪胆汁——苦寒性润，润燥滋阴。其作用有三：一是借其苦润，引姜、附之热药入阴，避免盛阴对热药格拒；二是借其润燥滋阴之功，补充吐下伤阴之虚；三是制约姜附辛热伤阴之弊。

五、阳亡液脱证治

"恶寒脉微而复利，　　　　利止亡血也，四逆加人参汤主之。"（385）
（吐利交作，气随液泄，阳随气脱）（阴液耗竭）　（益气生津，回阳救逆）

成因：吐利交作，亡阳阴竭。

辨证要点：频繁吐利后利止，恶寒而脉微。

病机：吐利过重，阳亡液脱。

治法：回阳救逆，益气生津。

方剂：四逆加人参汤。

生附子——温肾回阳；

干姜——温中散寒；

甘草——温补和中；

人参——益气固脱，养阴生津。

六、吐利止而身痛证治

"吐利止而身痛不休者，　当消息和解其外，宜桂枝汤小和之。"（387）
（里气和，脾胃升降之机已复，表证未罢）（斟酌病情轻重辨证治疗，外：解肌和营卫；内：化气调阴阳）

成因：里气已和，脾胃升降功能已复，表证未解。

辨证要点：呕吐下利止，身疼痛，舌质淡，舌苔白。

病机：阳气大伤，津液未复，表证未罢。

治法：内和脾胃，外调营卫，和解其外。

方剂：桂枝汤。

七、愈后调理

"吐利发汗，　　脉平，　　小烦者，　　以新虚不胜谷气故也。"（391）
（霍乱经治疗后）（大邪已去）（微烦不适）（大病初愈，胃气尚弱，消化功能未复）

霍乱病经治疗后，邪气已去，仅见微烦不适，是大病初愈，脾胃尚弱，消化功能不强所致。其治只需节制饮食，注意调养即可。不能将"小烦"误认为是邪气未解，而滥用攻邪之药。

第九讲　阴阳易差后劳复病辨证论治

阴阳易

含义：原本无病者与伤寒恢复期病人交接而发病，谓之阴阳易。

差后劳复证治

一、大病初愈，阴虚内热，气机痞塞

"大病差后，劳复者，　　　　　枳实栀子豉汤主之。"（393）
（大病初愈，阴虚内热，气机痞塞）（清热养阴除烦，宽中消痞）

成因：伤寒差后，阴液亏虚，气机痞塞。

辨证要点：心中懊憹，胸膈痞塞，舌质红少苔，或舌苔黄少津。

病机：阴虚内热，气机痞塞。

治法：养阴清热除烦，宽中行气。

方剂：枳实栀子豉汤。

栀子——清热除烦；

豆豉——养阴；

枳实——宽胸行气。

二、差后发热证治

"伤寒差以后，更发热，　　　　　小柴胡汤主之。脉浮者，以汗解之；
（伤寒差后，余热未尽，或病后体虚，复感外邪）　（扶正祛邪）（表邪未尽）（宜发汗解表）

脉沉者， 以下解之。"
（里有积滞）（泻下和里）

成因：伤寒差后，余热未尽，或体虚复感外邪。

辨证要点：寒热往来，头痛，口苦，咽干，目眩，心烦，恶心，不欲饮食，胸满，或腹满便秘。

成因：伤寒初愈，余邪未尽。

病机：差后体虚，余热未尽。

治法：和解清热。

方剂：小柴胡汤

脉浮：表邪未尽——以汗解之。

脉沉：里有积滞——以下解之。

三、差后水肿证治

"大病差后，从腰以下有水气者，牡蛎泽泻散主之。"（395）
（大病初愈） （水饮内停）

成因：大病初愈，水饮内停。

辨证要点：大病差后，腰以下浮肿，大腹肿满，小便不利。

病机：大病后，湿热壅滞，水饮内停。

治法：逐水清热，软坚散结。

方剂：牡蛎泽泻散。

泽泻、商陆根——泻水利小便；

蜀漆、葶苈子——攻逐水饮；

牡蛎、海藻——软坚消痞；

瓜蒌根——滋润津液。

四、差后喜唾证治

"大病差后，喜唾，久不了了，胸上有寒，当以丸药温之，宜理中
（脾肺俱虚，津液不化，泛溢于上） （温补脾阳）

丸。"（396）

景洪贵

伤寒论讲座概要

成因：大病后，脾胃肺虚寒，津液不化，水饮内停，泛溢于上。

辨证要点：大病差后，时时吐唾沫或清水痰涎，经久不愈。

病机：中焦虚寒，脾失健运。

治法：温中健脾。

方剂：理中丸。

五、余热未清，气阴两虚证治

"伤寒解后，虚羸少气，气逆欲吐，　　　　竹叶石膏汤主之。"（397）
（气阴两虚，余热未尽）　　（余热内扰，胃失和降）（益气养阴，清热和胃）

成因：大病后，气阴两虚，余热未尽，胃失和降。

辨证要点：病后身体虚弱消瘦，短气不足以息，干呕欲吐。

病机：病后余热未清，气阴两伤。

治法：清热和胃，益气生津。

方剂：竹叶石膏汤。

竹叶、石膏——清解余热；

人参、麦冬、甘草——益气养阴；

粳米——益气滋养胃阴；

半夏——降逆和胃。

六、愈后调理

"病人脉已解，而日暮微烦，以病新差，人强与谷，脾胃气尚弱，
（病后脉象平和）　（微烦不适）　（原因：病初愈，脾胃尚弱，消化功能未恢复，）

不能消谷，故令微烦，　　　损谷则愈。"（398）
（勉强进食导致饮食难消，积滞胃肠）（治疗：节制饮食，即可自愈）

第十讲　《伤寒杂病论》部分问题讨论

试探张仲景对方剂学的贡献

仲景在《伤寒杂病论》中共创制有效方剂314首，不仅对方剂的组成和加减变化提出了严谨的法度，而且在因证立法，以法制方，遣方用药，剂型应用方面为后世医学发展开辟了广阔的道路。其所载之方被后世称为"经方"，其中大多数方剂经千余年亿万次验证，疗效显著[3]，至今仍被沿用。被誉为"众法之宗，群方之祖"[3]。因此，探讨仲景对方剂学的贡献，对于指导临床和教学具有重要意义。

一、首次运用"八法"，为后世医家提供范例

仲景为疾病的治疗制定了诸如治病求本、扶正祛邪、调理阴阳等若干基本治则，并首次全面系统地运用了汗、吐、下、和、温、清、补、消八法，为后世医家提供了范例[1]。如"太阳中风，阳浮而阴弱，阳浮者，热自发，阴弱者，汗自出，啬啬恶寒，淅淅恶风，翕翕发热，鼻鸣干呕者，桂枝汤主之"（《伤寒论》第12条）[1]。"太阳病，头痛发热，身疼腰痛，骨节疼痛，恶风无汗而喘者，麻黄汤主之"（《伤寒论》第35条）[1]。此两条为汗法的代表，前者因卫阳虚，表不固，故发汗解肌，方用桂枝汤；后者因寒邪外袭，腠理闭塞，故开表发汗，方用麻黄汤。"病如桂枝证，头不痛，项不强，寸脉微浮，胸中痞硬，气上冲咽喉，不得息者，此为胸有寒也。当吐之，宜瓜蒂散。"（《伤寒论》第166条）[1]。"病人手足厥冷，脉乍紧者，邪结在胸中，心下满而烦，饥不能食者，病在胸中，当吐之，宜瓜蒂散"（《伤寒论》第355条）[1]。此均为痰涎停于胸中，阻滞阳气的升降，仲景依据《内经》："其高者，因而越之"的精神，因势利导，应用涌吐之法。"少阴病，脉沉者，急温之，宜四逆汤"（《伤寒论》第

323条）[1]。少阴病，阳气大虚，阴寒内盛，治应温法，故原文云"急温之"。

"伤寒五六日，中风，往来寒热，胸胁苦满，嘿嘿不欲饮食，心烦喜呕，……小柴胡汤主之"（《伤寒论》第96条）[1]。病在表可汗解，病在里可清可下，病在半表半里，只有应用和法，小柴胡汤是和解剂的代表方剂，至今仍为临床所习用。"阳明病，脉迟，虽汗出不恶寒者，其身必重，短气腹满而喘，有潮热者，此外欲解，可攻里也，手脚濈然汗出者，此大便已硬也，大承气汤主之，……"（《伤寒论》第208条）[1]。此为里实热证，痞满燥实坚具备，故用大承气汤主之。此外，仲景还根据临床不同情况，提出了温下法（《伤寒论》第141条），润下法（《伤寒论》第247条），逐水法（《伤寒论》第152条），逐血法（《伤寒论》第237条）等不同的下法，对于指导临床具有重要意义。在补法的应用上，仲景根据不同情况，应用了补营气（《伤寒论》第62条），补心阳（《伤寒论》第117条），回阳救逆（《伤寒论》第323条），气血双补（《伤寒论》第177条），温中散寒（《伤寒论》第386条），滋阴降火（《伤寒论》第310条）等法，为后世应用补法奠定了基础。"伤寒脉滑而厥，白虎汤主之"（《伤寒论》第350条）[1]，由于里热炽盛，法当清之，故用白虎汤。"心下坚，大如盘，边如旋盘，水饮所作，枳术汤主之"（《金匮要略·水气病脉证篇》）[2]，此为脾弱气滞，水气痞结，故用枳术汤以行气散结，健脾行水以消之。

二、因证立法，随证制方，开辨证论治先河

（一）辨证准确，组方精当

仲景辨证用思精细，配方严谨，且疗效卓著，给后世以深刻启迪。例如，阳明腑实证，法当峻下热结，然仲景根据证候的细小差别，配制了大承气汤、小承气汤、调胃承气汤三方。大承气汤为"痞、满、燥、实"证而设，小承气汤为仅见"痞、满、实"证而设，而调胃承气汤为阳明燥热内结而无"痞、满"证而设。如果仅见"痞、满、实"证，而无"燥"之证，应选小承气汤治之，最为恰当。若用大承气汤，则病轻药重，易伐正气；若用调胃承气汤，又嫌病重药轻，不能速效。由此可知，辨证准确是临床运用方剂的关键，而疗效的佳否，也在于选方是否恰当。

（二）随其脉证，灵活化裁，方能切中病机

仲景云："观其脉证，知犯何逆，随证治之"（《伤寒论》第16条）[1]。此条强调了辨证论治的基本原则，按照这一原则，仲景在立法选药组方上，根据病情的缓急，患者的体质，既往疾病及脉证，灵活化裁，力求切中病机。如桂枝汤（桂枝、芍药、甘草、生姜、大枣）有解肌发汗，调和营卫的功能，治外感风寒表虚证。然而，仲景根据病情需要，在此方的基础上加减化裁，约二十六方，使之更加切合新的病情。如素有喘疾，又患太阳中风者，用桂枝汤加厚朴、杏仁治之；太阳病发汗后，表阳虚而汗漏不止者，用桂枝汤加附子；太阳病误下而见腹满大实痛者，用桂枝汤倍芍药加大黄；太阳病误下后，见脉促胸满者，用桂枝汤去芍药治之等。

（三）重视用药剂量的比例关系及其加减变化，使之更切合病情

仲景在组方用药、确定剂量时，非常重视将患者体质的强弱、病程的长短、病势轻重，以及所用药物的性质和作用强度等具体情况进行全面考虑。分析仲景所创制的方剂就不难看出，药物用量之间的比例及其加减变化，主要是根据病情的需要以及药物的性能而确定的。因此，一个方剂的药物用量的比例，一经变化，就可以改变其功能及其主治，甚或方名也随之改变。例如桂枝汤中，桂枝和芍药的用量相等，就有调和营卫，发汗解肌作用，若倍用芍药，就变成桂枝加芍药汤，具有解表和里的功效，成为太阳病误下，转属太阴，因而出现腹满时痛的方子；若加重桂枝用量，就变成桂枝加桂汤，用于太阳病，误用烧针取汗，损伤心阳，下焦寒气乘虚上逆之奔豚气的方子。小承气汤、厚朴三物汤、厚朴大黄汤，三方都由大黄、厚朴、枳实三味药组成，因药物的用量，各方不同，则方名不同，治证不同。可见用量的变化，在处方中占有重要的地位，在临床运用方剂时，如果不注意药物用量之间的比例，以及用药剂量的变化，即使辨证、立法和选方的大原则基本上是对的，也往往效果不理想，甚或无效。

三、重视煎服方法和调护，为中医护理学的发展开辟了道路

仲景在创制方剂时，非常重视煎服方法及调护，以充分发挥药物效果，达到治疗目的。例如，《伤寒论》中桂枝汤的煎服法："上五味，㕮咀三味，以水七

升，微火煮取三升，去滓，适寒温，服一升。服已须臾，歠热稀粥一升余，以助药力。温覆令一时许，遍身漐漐微似有汗者益佳，不可令如水流漓，病必不除，若一服汗出病差，停后服，不必尽剂。若不汗，更服依前法。又不汗，后服小促其间。半日许令三服尽。若病重者，一日一夜服，周时观之。服一剂尽，病证犹在者，更作服；若汗不出，乃服至二、三剂。""禁生冷，黏滑，肉面，五辛，酒酪，臭恶等物。[1]"大承气汤的煎服法："以水一斗，先煮二物，取五升，去滓，内大黄，更煮取二升，去滓，内芒硝，更上微火一两沸，分温再服。得下，余勿服。[1]"由此可以看出，仲景非常重视煎服方法和调护，为中医护理学的发展开辟了道路，值得进一步深入研究。

四、重视药物炮制，创制多种剂型，为中医药炮制学和制剂技术的发展奠定了基础

（一）重视药物炮制，保证用药安全，充分发挥药效

由于中药大多是生药，有的还具有毒性或烈性，若不经炮制，既不能充分发挥药效，又达不到治疗目的，还不能直接用于临床，否则会产生毒性反应，危害健康。仲景在组方用药上非常重视药物的炮制，不仅保证了用药安全，而且充分发挥了药效，达到了治疗要求。例如，仲景在三物备急丸使用中云："巴豆去皮心，炒，外研如脂，且与大黄、干姜末合治一千杵。"这样炮制的目的，在于去巴豆脂，消除或降低巴豆的毒性和烈性，若不加以炮制，而直接入药，就易导致中毒。十枣汤中芫花，仲景就注明"熬"，炒的目的在于缓和芫花的性能，降低其毒性，以及有利于捣为散。再如附子，生用则破阴回阳救逆力强，仲景在四逆汤中附子即生用；而炮制后则温补阳气之力大，真武汤中附子即是炮用；所以，四逆汤长于破阴回阳救逆，而真武汤则长于温补阳气。可见，中药的炮制能改变药物性能，增强和促进药物疗效的发挥，降低或消除药物的毒性、副作用，使之适应治疗的需要。

（二）创制多种剂型，为中医药制剂技术的发展奠定了基础

仲景在《伤寒杂病论》中创制了汤剂、丸剂、散剂、含咽剂、灌肠剂、栓剂、洗剂、熏剂等不同的剂型，其目的是适合病情，改变给药途径，充分发挥药

景洪贵

伤寒论讲座撷要

效，达到治疗目的。一般而言，新病、急性病，多用汤剂，以取速效；慢性病、久病，宜缓治久服，多用丸剂、散剂。如仲景用抵当汤与抵当丸治伤寒蓄血证，其方药相同，由于剂型不同，所以功效随之有别，主治病证的轻重也随之不同。又如仲景在治咽喉病的苦酒汤、半夏散及汤的服法中云："少少含咽之。"这是最早使用含咽剂治疗咽喉疾病的方法。"阳明病，自汗出，若发汗，小便自利者，此为津液内竭，虽硬不可攻之，当须自欲大便，宜蜜煎导而通之。若土瓜根及大猪胆汁，皆可为导"（《伤寒论》第233条）[1]。证为阴虚津亏，肠燥失润，仲景使用灌肠法以治之。又如"蛇床子散方，温阴中坐药。上一味，末之，以白粉少许，和令相得，如枣大，棉裹内之，自然温"（《金匮要略·妇人杂病脉证并治篇》）[2]，此即用栓剂治疗妇科杂病。此外，仲景还应用了外洗剂，如"蚀于下部则咽干，苦参汤洗之"（《金匮要略·百合狐惑阴阳毒病脉证治篇》）[2]；熏剂，"蚀于肛，雄黄熏之"（《金匮要略·百合狐惑阴阳毒病脉证治篇》）[2]。可见，仲景在临床中根据病情需要创制和使用了多种不同剂型，为中医药制剂技术的发展奠定了基础[1]。

参考文献

[1] 熊曼琪.伤寒学[M].北京：中国中医药出版社，2003.

[2] 范永升.金匮要略[M].北京：中国中医药出版社，2003.

[3] 李培生，成肇仁.伤寒论[M].北京：人民卫生出版社，1987.

载《国医论坛》2017年第1期

《伤寒论》"烦症"初探

《伤寒论》涉及"烦症"的条文共计七十余处，所述烦症在程度上有大烦、微烦、小烦；在发病时间上有昼日烦躁、日暮微烦、时自烦之别；在兼证上有兼渴、躁、呕、悸、利、热、满、不得眠等的不同。因此，探讨《伤寒论》中"烦症"的病因病机及其在辨证施治中的意义，对于指导临床具有重要作用。

一、《伤寒论》论述了不同原因之烦症

"烦"的产生，一般多责之于热，如《张氏医通·烦躁》称："热客于肺则烦。"《杂病源流犀烛·烦躁健忘源流》中云："内热心烦曰烦，故烦者，但心中郁烦也……内热属于有根之火，其原本于热。"《中医症状鉴别诊断学》中说："常由火热引起，以实证居多。"《伤寒论》中论述了不同原因所致烦症，概括起来主要有以下几个方面。

（一）实热上扰心胸

太阳病表邪不解，邪热由表入里，热邪郁于胸膈，或里热炽热，心神受扰，因而出现心烦、烦躁等症。如253条："得病二三日，脉弱，无太阳柴胡证，烦躁，心下硬，至四五日，虽能食，以小承气汤少少与微和之……"此条"烦躁"，即是由于邪热入里，阳阴燥热内盛，邪热上忧心神所致。其他如98、127、152、71、208、174、241、265、374等条之"烦症"，均是邪热上扰心胸所致。

（二）阴虚阳亢，虚热内生

阴不足则生热，虚热内扰则烦。如310条："少阴病，下利，咽痛，胸满，心烦，猪肤汤主之。"少阴下利，本属阳虚，但下利日久，必伤及阴。阴虚则生内热，虚热内扰，故见心烦。此外，319条的"心烦不得眠"，303条的"心中烦"，29条的"心烦"等均是阴虚阳亢，虚热内扰所致。

（三）阳衰正微，虚阳浮越

296条："少阴病，吐利，躁烦四逆者，死。"少阴病，既吐复利，是阴寒

景洪贵

伤寒论讲座概要

222

极盛，阳气已衰，虚阳欲脱，故见躁烦。再如315、343、282、300等条的"烦症"，均是阳气虚衰引起。

（四）胃肠虚寒，蛔上入于膈

如338条："……今病者静，而复时烦者，此为脏寒，蛔上入其膈，故烦。"

（五）病后正气未复，胃虚不能消谷

397条："病人脉已解，而日暮微烦，以病新差，人强与谷，脾胃气尚弱，不能消谷，故令微烦，损谷则愈。"391条："吐利发汗，脉平，小烦者，以新虚不胜谷气故也。"此处之"日暮微烦""小烦"，即是由于病后正气未复，脾胃虚弱，勉强进食，以致谷气不消所致。此时应调节其饮食，"烦"即可自愈。

（六）药中病机，正邪相争

如柴胡桂枝干姜汤煎服法中云："初服微烦，复服，汗出便愈。"此处之"微烦"，即是服药后，药已中病，正邪相争所致。由于药中病机，故原文云："复服，汗出便愈。"

（七）误治致烦

邪在太阳，治当发汗；邪在少阳，应于和解；邪在阳明，法当清下。若太阳病误用吐、下、火法，少阳病误用汗、吐、下，阳明病误汗、误火，则均可引起烦症。如81条："伤寒下后，心烦腹满，卧起不安者，栀子厚朴汤主之。"173条："伤寒，若吐若下后，七八日不解，热结在里，表里俱热，时时恶风，大渴，舌上干燥而烦……"110条："太阳病二日，反躁，凡熨其背而大汗出，火热入胃，胃中水竭，躁烦，必发谵语。"此三条，邪本在表，应以汗解之，但医者误用吐、下、火之法，以致邪热入里，郁于胸膈，上扰心神，因而出现心烦，烦躁之症。此外，169、252条的"微烦"；107条的"胸满烦惊"；125条的"内烦"；138条的"短气躁烦"；163条的"心烦不得安"等，均是太阳病误治所致。266条："伤寒，脉弦细，头痛发热者，属少阳。少阳不可发汗，发汗则谵语。此属胃，胃和则愈；胃不和，烦而悸。"此处之"烦而悸"，即是少阳病误汗引起。221条："阳明病，脉浮而紧，咽燥，口苦；腹满而喘，发热汗出，不恶寒，反恶热，身重。若发汗则躁，心愦愦，反谵语。若加温针，心怵惕，烦躁不得眠。"阳明病，法当清下，若误用辛温发汗或温针，以致里热炽盛，心神受扰，则出现"心愦愦""烦躁不得眠。"

二、仲景以"烦"来判断疾病病位和预后

"烦"是指自觉胸中热郁不安的一个症状。仲景把"烦"这一临床表现，作为辨别疾病的病位和判断预后的主要依据。

（一）以"烦"辨病位

4条："伤寒一日，太阳受之，脉若静者，为不传；颇欲吐，若躁烦，脉数急者，为传也。"269条："伤寒六七日，无大热，其人躁烦者，此为阳去入阴故也。"此两条即以"躁烦"一症作为判断表邪入里，里热转盛的依据。

（二）以"烦"判断疾病预后

289条："少阴病，恶寒而踡，时自烦，欲去衣被者，可治。"少阴病，由于阳虚阴盛，故见恶寒踡卧，今继见时自烦，说明阳气有来复之机，故可治。137条："结胸证悉具，烦躁者亦死。"结胸证悉具，是指心下痛、按之石硬，或项强如柔痉状，或不大便、舌上躁而渴、日晡小有潮热，从心下至少腹硬满而痛不可近者等症状出现后，若再见烦躁，说明正不胜邪，真气散乱。在这种情况下，若下之则正虚不支，不下则实邪不去，故为极危之候。300条："少阴病，脉微细沉，但欲卧，汗出不烦，自欲吐。至五六日，自利，复烦躁不得卧寐者，死。"本条之"脉微细沉，但欲卧，是少阴本证。汗出不烦是阳气外亡，自欲吐为阴邪上逆。此时正当急温，若失此不治，至五六日而见自利，复加烦躁不得卧寐，说明阴盛阳脱，正不胜邪，故属极危之候。"

三、仲景以"烦"来确定治疗

《伤寒论》中，仲景不仅以"烦"作为判断疾病的病位和预后的标准，而且还以"烦"来确定治疗。

（一）以"烦"确定治法

如240条："阳明病，下之，心中懊憹而烦，胃中有燥屎者，可攻。"阳明病胃实，下之当愈。而此证下后，出现心中懊憹而烦，说明胃中还有燥屎，因此，法当攻下。又如24条："太阳病，初服桂枝汤，反烦不解者，先刺风池风府，却与桂枝汤则愈。"太阳中风证服桂枝汤，本应病愈。但服后不解，反而见烦，说明表邪太甚，阻于经络，药不胜病。在这种情况下，除服桂枝汤外，还应采取针灸法治之。

（二）以"烦"作为用方依据

38条："太阳中风，脉浮紧，发热恶寒，身疼痛，不汗出烦躁者，大青龙汤主之。"本条之"脉浮紧，发热恶寒，身疼痛，不汗出"属表实证，可用麻黄汤治之。但见烦躁，说明热邪已郁于里，治当解表清里，故用大青龙汤。因此，"烦躁"是使用大青龙汤的主要依据，又如69条："发汗，若下之，病仍不解，烦躁者，茯苓四逆汤主之"，以及122、81、105、79、161、26、78、48、57、106、161、212等条，均是以"烦躁"来作为用方依据的。

（三）以"烦"确定药物加减

小柴胡汤加减法中云："若胸中烦而不呕，去半夏、人参，加瓜蒌实一枚。"证见"胸中烦"，说明热郁较重，故去半夏、人参，加瓜蒌实以清解郁热。

（四）以"烦"确定服法

甘草附子汤煎服法中云："上四味，以水六升，煮取三升，去滓，温服一升，日三服。初服得微汗则解。能食汗止复烦者，将服五合，恐一升多者，宜服六七合为始。"

载《四川中医》1988年第9期

试探仲景对黄疸论治的贡献

仲景在《伤寒论》和《金匮要略》中，对黄疸论述极详，不仅阐明了病因病机，而且还提出相应的治法与方药。他所论述的理、法、方、药，一直沿用至今。因此，探讨仲景对黄疸论治的贡献，对于指导临床具有重要意义。

一、"瘀热以行"，阐明黄疸发病机理

黄疸病的发病机理，《内经》称："湿热相搏，民病黄疸。"仲景在《内经》的基础上，提出了"脾色必黄，瘀热以行"。所谓"瘀热以行"，是因脾统血而主肌肉，湿热郁滞于脾，不得外出下行，则由气分陷入血分，湿热蕴蒸，胆汁妄溢肌肤，则面目四肢皆黄。故仲景自释曰："脾色必黄，瘀热以行。"可见，湿热瘀结血分，方能发黄。根据这一机理，治当化瘀，故仲景在治黄的方药中均兼有活血散结的药物。而化瘀这一方法，对黄疸的治疗，至今仍有效地指导着临床。

二、提出多种致"黄"原因，发展了《内经》理论

黄疸之名首见于《内经》，如《素问·平人气象论》云："溺黄赤，安卧者，黄疸；……目黄者曰黄疸。"对黄疸病的形成，《内经》认为主要是湿热相搏所致。例如，《素问·六元正纪大论》："溽暑湿热相搏，争于左之上，民病黄瘅而为胕肿。"仲景在《内经》的基础上，认为不仅湿热可致发黄，如"诸黄家所得，从湿得之"（《金匮要略·黄疸病脉证并治篇》），而且还进一步认识到，其他原因亦可引起黄疸，如"阳阴病，被火，额上微汗出，而小便不利者，必发黄"（《伤寒论》第200条），"风温为病，……若被火者，微发黄色"（《伤寒论》第6条）。热者清之，今误用火法，以致里热炽盛，熏蒸于内，故发黄色。"风寒相搏，食即头眩，谷气不消，胃中苦浊，……身尽黄，名曰谷疸"，"心中懊憹而热，不能食，时欲吐，名曰酒疸（《金匮要略·黄疸病脉证并治篇》）。此处论述了饮食内伤，嗜酒伤中，脾失健运，湿热内蕴所致之黄疸。因饮食内伤所致者，称谷疸；嗜酒伤中所致者，称酒疸。"伤寒脉浮而缓，手足自温者，系在太阴。太阴当发身黄。"（《伤寒论》第278条）太阴湿盛阳

景洪贵

伤寒论讲座概要

微，不能温运，寒湿瘀滞，故发身黄。此处说明，寒湿亦是致黄原因之一。"太阳病，身黄，脉沉结，少腹硬，……小便自利，其人如狂者，血证谛也，抵当汤主之。"（《伤寒论》第125条）邪热由表入里，瘀热结于少腹，热与血互结，故见身黄，少腹满，小便自利，其人如狂。由于内有蓄血，故用抵当汤治疗。由此可见，瘀血亦可引起身黄。"男子黄，小便自利，当与虚劳小建中汤。"（《金匮要略·黄疸病脉证并治篇》）脾胃虚弱，则化源不足，气血不能外荣，故发黄。由于非湿热所致，故小便自利。"额上黑，微汗出，手足中热，薄暮即发，膀胱急，小便自利，名曰女劳疸。"（《金匮要略·黄疸病脉证并治篇》）此条说明，房劳伤肾可致发黄。

三、首论发黄时间，以时间推断预后

仲景对黄疸的观察极为详细，最早论述了发黄时间及其病程。他说："伤寒七八日，身黄如橘子色，小便不利，腹微满者，茵陈蒿汤主之。"（《伤寒论》第260条）此条说明，热病发黄，非一开始就出现，往往在发热几天后，才出现黄疸。"黄疸之为病，当以十八日为期，治之十日以上瘥，反剧为难治"（《金匮要略·黄疸病脉证并治篇》）。本条论述了黄疸病向愈或增剧，即以十八日左右为期，假如经过治疗，能在十天左右减轻，那就容易治愈；如果十天以后，病情反而加重，是邪盛正虚，治疗就比较困难。

四、提出治黄法则，开辨证施治先河

纵观《伤寒论》和《金匮要略》，仲景提出了以下治黄方法。

（一）清利湿热退黄法

湿热之邪，或由外感，或由内生，均可内蕴脾胃，熏蒸肌肤而发黄。治疗当利其小便，使湿与热有出路。因此仲景云："诸病黄家，但利其小便。"在茵陈蒿汤方后说："小便当利，尿如皂荚汁状，色正赤，一宿腹减，黄从小便去也。"由此可见，小便利与否是治疗湿热黄疸的关键。仲景在治湿热黄疸中，根据湿热的轻重程度，或以清热为主，或以利湿为主，或清热利湿并重，如"黄疸病，茵陈五苓散主之"（《金匮要略·黄疸病脉证并治篇》），"伤寒七八

227

日，身黄如橘子色，小便不利，腹微满者，茵陈蒿汤主之"（《伤寒论》第260条），"伤寒，身黄，发热者，栀子柏皮汤主之"（《伤寒论》第261条）。此三条就是根据湿热的轻重，而制订的方药，湿重于热者，用茵陈五苓散；湿热并重者，用茵陈蒿汤；热重于湿者，治应清泄湿热退黄，用栀子柏皮汤。

（二）泄热通腑退黄法

"黄疸腹满，小便不利而赤，自汗出，此为表和里实，当下之，宜大黄硝石汤"（《金匮要略·黄疸病脉证并治篇》）。黄疸病热盛里实，治疗当用攻下法，通腑泄热以退黄，用大黄硝石汤治之，使腑气通，湿热去，则黄自退。

（三）消瘀化湿退黄法

"黄家日晡所发热，而反恶寒，此为女劳得之；膀胱急，少腹满，身尽黄，额上黑，足下热，因作黑疸，其腹如水状，大便必黑，时溏，此为女劳之病，……硝石矾石散主之。"（《金匮要略·黄疸病脉证并治篇》）黄疸属瘀血湿热，治宜消瘀化湿，故用硝石矾石散治疗。

（四）发汗散邪退黄法

"伤寒，瘀热在里，身必黄，麻黄连轺赤小豆汤主之。"（《伤寒论》第262条）外感风寒，表邪未解，湿热蕴蒸于里则发黄疸。用麻黄连轺赤小豆汤发汗散邪，使黄疸从汗而去。若属表虚，则用桂枝加黄芪汤调和营卫以解表邪。如论云："假令脉浮，当以汗解之，宜桂枝加黄芪汤主之。"（《金匮要略·黄疸病脉证并治篇》）

（五）润燥活血消瘀退黄法

"诸黄，猪膏发煎主之。"（《金匮要略·黄疸病脉证并治篇》）黄疸之病，若属燥结而兼瘀血，治应润燥活血消瘀，用猪膏发煎治疗。使燥结润，瘀血消而黄自退。

（六）和解枢机退黄法

"诸黄，腹痛而呕者，宜柴胡汤。"（《金匮要略·黄疸病脉证并治篇》）在黄疸病的发病过程中，如见往来寒热，胸胁苦满，腹痛而呕，病属邪在少阳，

伤寒论讲座撷要

景洪贵

治宜和解枢机以退黄，方用小柴胡汤。

（七）温中散寒除湿退黄法

"伤寒发汗已，身目为黄，所以然者，以寒湿在里不解故也。以为不可下也，于寒湿中求之。"（《伤寒论》第259条）伤寒发汗太过，损伤中阳，以致寒湿中阻，进而影响肝胆疏泄功能，使胆汁不循常道，因而出现身、目、小便俱黄等黄疸特征。治当温中散寒除湿，故论云："于寒湿中求之。"

（八）健脾益气退黄法

"男子黄，小便自利，当与虚劳小建中汤。"（《金匮要略·黄疸病脉证并治篇》）脾胃为后天之本，气血生化之源。脾胃虚弱，则化源不足，血不能外荣，因而出现身黄。故用小建中汤，健脾益气，开发生化之源，使之气血充盈，气色外荣，则身黄自愈。

（九）破血逐瘀退黄法

"太阳病，身黄，脉沉结，少腹硬，……小便自利，其人如狂者，血证谛也，抵当汤主之。"太阳病，现小腹硬结，神志失常，小便自利，脉沉结等证，为血热互结，蓄于下焦。由于血瘀于里，导致肝藏血和其主疏泄的功能失常，胆汁不循常道，因而出现身黄。因属蓄血发黄，故在治疗上应破血逐瘀，使瘀血去则黄自退。

（十）涌吐退黄法

"瓜蒂汤：治诸黄。"（《金匮要略·黄疸病脉证并治篇》）所谓"诸黄"，包括谷疸、酒疸、黑疸等。其适应证应结合"酒黄疸者，或无热，靖言了了，腹满欲吐，鼻燥，其脉浮者先吐之……"，"酒疸，心中热，欲吐者，吐之愈"（《金匮要略·黄疸病脉证亦治篇》）等进行理解。酒疸虽由于湿热内蕴所致，但其病机趋势，却有在上、在中、在下的不同。湿热偏于上部，则欲吐、鼻燥。欲吐者吐之，是顺应病势的一种疗法，即所谓"因势利导"。用瓜蒂汤的目的，在于通过涌吐，使病邪从上排出，故曰"吐之愈"。

载《四川中医》1989年第1期

试析《金匮要略》中"满证"之因

汉代张仲景所著《金匮要略》一书，是我国现存最早的一部研究杂病的专著。其对"满证"除了在《腹满寒疝宿食病脉证治篇》《惊悸吐衄下血胸满瘀血病脉证治篇》中立专篇讨论外，在其他篇章中亦有论述。综合全书，对"满证"的论述，计有六十余处。所述满证，在部位上，有胸满、心下满、胸胁满、胁下满、腹满、少腹满；在程度上，有坚满、胀满、腹满时减；在性质上，有"按之不痛为虚，痛者为实"之别；在兼证上，有兼呕、喘、咳、痛、烦等证的不同。因此，探讨《金匮要略》中"满证"的病因病机及其辨证论治，对于指导临床具有重要意义。《说文解字》谓："满，盈溢也，从水。"说明"满"字具有充实、充满之意。因此，"满证"是指患者自觉身体某部出现充实、胀满的一个症状，在临床上常胀满并见。《脏腑经络先后病脉证篇》将"胀满"归入"阴病十八"之中。严格地讲，胀与满是有区别的。究其引起满证的原因，《内经》多责之于寒，如《素问·异法方宜论》称"脏寒生满病"。《金匮要略》所论述的不同病因所致之满证，概括起来有以下几方面。

一、痰（水）饮内停，气机阻滞

痰和饮，都是由水液代谢的局部障碍而引起的病理产物。主要因肺、脾、肾等脏的气化功能障碍，或三焦水道失于通调，影响了津液的正常敷布与排泄，以致水湿停聚而形成。痰（水）饮内停，阻滞气机，因而出现满证。痰饮所在部位不同，痰饮病的临床表现则不完全一样。《痰饮咳嗽病脉证并治篇》就论述了痰饮停于不同部位所致的满证，如"膈上病痰，满喘咳吐，发则寒热，背痛腰疼，目泣自出，其人振振身𣊸剧，必有伏饮"。此条即是由膈上伏饮所致的"满"喘。由于痰浊阻滞胸膈气机，肺胃之气不降，故出现胸膈满闷咳而唾痰涎等"满喘咳吐"的症状。"水在肝，胁下支满，嚏而痛。"本条讲水饮在肝所致的胁下支满，由于肝脉布胁，水客于肝则肝气失疏，故见胁下支撑胀满。"心下有痰饮，胸胁支满目眩，苓桂术甘汤主之。"此条讲因胃阳虚弱、饮停于膈膜胃脘，以致阻碍气机上下循行和阴阳升降之道路，饮邪弥漫于胸则见胸满，溢于胁则见胁满，所谓"支满"，形容满证"撑定不去，如痞状也。"对这种痰饮所致的

景洪贵

伤寒论讲座撷要

"胸胁支满"证,宜用温阳蠲饮、健脾利水的苓桂术甘汤。"膈间支饮,其人喘满,心下痞坚,面色黧黑,其脉沉紧,得之数十日,医吐下之不愈,木防己汤主之,虚者即愈,实者三日复发。复与不愈者,宜木防己汤去石膏加茯苓芒硝汤主之。"本条讲因膈间有支饮,肺胃气机受阻,故其人"喘满",而膈间支饮乃气虚、饮热互结所致,治宜用补虚清热、通阳利水的木防己汤。《痰饮咳嗽病脉证并治篇》中对"满证"的论述共计十处,如支饮胸满的厚朴大黄汤,支饮复发胸满的苓甘五味姜辛汤,水饮留滞肠间所致腹满的已椒苈黄丸等。此外,《水气病脉证并治篇》中还论述了水气结于少腹的"腹满而不喘",如"石水其脉自沉,外证腹满不喘"。本条系阴寒凝结于下焦、水气结于少腹所致,故见"脉自沉,外证腹满",因未能影响肺气之肃降,故"不喘"。由上可知,痰(水)饮内停、阻滞气机,是引起"满证"之常见原因。但由于痰浊水饮所在部位不同,其表现亦异,临床应注意鉴别。

二、脏腑虚寒,气机不运

《内经》云:"脏寒生满病。"脏气虚则气机运化无力,阳气虚则阴寒内生,脏寒多滞,因而出现胀满之证。如《腹满寒疝宿食病脉证并治篇》云:"腹满时减,复如故,此为寒,当与温药。"本条之"腹满",系脾胃虚寒,运化功能减弱,气机不运所致。由于寒气或散或聚,故腹满时而减轻,时复如故,治宜温中健脾散寒。《血痹虚劳病脉证并治篇》云:"男子脉虚沉弦,无寒热,短气里急,小便不利,面色白,时目瞑,兼衄,少腹满,以为劳使之然。"此条之"少腹满",即是由肾阳不足,气化失常,而不能温化水液所致。

三、肺气不利,通调失常

肺主宣发、肃降。其功能正常,则上焦之气宣发,卫气和津液则能输布于全身,水液能下输膀胱,自无"满"症可见。若邪热壅肺,或痰浊阻肺,或肺有痈脓等,都可导致肺气不利而出现"满"症。如《肺痿肺痈咳嗽上气病脉证治篇》云:"问曰:病咳逆,脉之何以知此为肺痈?……风舍于肺,其人则咳,口干喘满,咽燥不渴,多唾浊沫,时时振寒……"《千金》苇茎汤:"治咳有微热,烦满,胸中甲错,是为肺痈。"此处"口干喘满""烦满"之症,是由于邪热壅肺、肺部痈脓、肺气不利所致。《妇人妊娠病脉证并治篇》："妇人伤胎，怀身腹满，不得小便，从腰以下重，如有水气状。怀身七月，太阴当养不养，此心气实，当刺泻劳宫及关元，小便微利则愈。"此条之"怀身腹满"，则是心气实，金被火乘，肺气不能通调水道下输膀胱所致。由此可见，肺气不利、通调失常，亦是引起"满"症之原因。

四、实邪壅滞，邪气内盛

里热壅盛或湿热内蕴等，均可使脏腑气机升降失常而发生"胀满"之症。如《腹满寒疝宿食病脉证并治篇》："腹满不减，减不足言，当须下之，宜大承气汤。"《黄疸病脉证并治篇》："酒黄疸者，或无热，靖言了了，腹满欲吐，鼻燥。其脉浮者，先吐之；沉弦者，先下之。"此处之"腹满不减""腹满欲吐"，即是由里热内盛、阳明腑实或湿热内蕴所致。

五、瘀血内阻，气机郁滞

瘀血，又称蓄血。凡血液运行不畅，或体内离经之血未能消散者，都可形成瘀血。论其原因，主要有气虚、气滞、血寒等因素，使血行不畅而凝滞；或外伤及其他原因造成的内出血，不能及时消散或排出而形成。瘀血既成，反过来又能影响气血的运行，导致脏腑功能失调，引起许多疾病。因此，瘀血既是病理产物，又是致病因素。但是，常见表现之一是"胀满"。究其引起"胀满"之因，乃是瘀血阻滞气机。如《妇人杂病脉证并治篇》："妇人年五十所，病下利数十日不止，暮即发热，少腹里急，腹满，手掌烦热，唇口干燥，何也？师曰：此病属带下。何以故？曾经半产，瘀血在少腹不去。""带下，经水不利，少腹满痛，经一月再见者，土瓜根散主之。"《惊悸吐衄下血胸满瘀血病脉证并治篇》："病人胸满，唇痿舌青，口燥，但欲漱水不欲咽，无寒热，脉微大来迟，腹不满，其人言我满，为有瘀血。"此处之"腹满""少腹满""胸满"，即是由瘀血内阻，气机郁滞所引起。

载《中医函授通讯》1985年第4期

景洪贵

伤寒论讲座撷要

《金匮要略》"渴症"初探

《金匮要略》是我国现存最早的一部诊治杂病的专书。其中,对"渴"除了在《消渴小便不利淋病脉证并治篇》进行专篇讨论外,在其他篇章中亦有论述。综合全书,对"渴"的论述有四十余处。所述"渴症"涉及病因病理,辨证施治等方面,因此,探讨《金匮要略》中"渴症"的病因病机及其在辨证论治中的意义,对于指导临床具有重要作用。

一、《金匮要略》中"渴症"之因

"渴"的产生,一般多责之于热,然《金匮要略》论述了不同原因所致之渴症,概括起来有以下几个方面。

(一)里热炽盛,耗损津液

津液是人体内一切正常水液的总称,具有润泽和滋养全身脏腑组织器官的作用,津液充足则脏腑得养,孔窍润泽,自无"口渴"之象。若热邪入里,里热炽盛,致津液受损,则出现口渴。如《痉湿暍病脉证治篇》:"太阳中热者,暍是也。汗出恶寒,身热而渴,白虎加人参汤主之。"此处之"渴",即是里热炽盛,耗损津液所致。

(二)阴虚内热

阴虚则生内热,热郁则伤阴。阴不足则脏腑组织器官失去濡养,故患者常出现口渴之象。如《百合孤惑阴阳毒病脉证治篇》:"百合病一月不解,变成渴者,百合洗方主之。"百合病本无口渴之症,但经一月之久而不愈。出现口渴的变症,说明阴虚内热较甚,在这种情况下,仅单纯内服百合地黄汤则药力不够,难得收到满意效果,应当内服、外洗并用。

(三)肺中虚冷,不能布津

正常情况下,津液经脾的转输上归于肺,通过肺气的宣发肃降作用,布散于全身,使脏腑组织器官得到濡润。若肺气虚,则宣发肃降功能失常,以致津液不布,组织器官失去濡养,因而出现口渴。如《肺痿肺痈咳嗽上气病脉证治篇》:

"《千金》生姜甘草汤：治肺痿，咳唾涎沫不止，咽燥而渴。"此处之"咽燥而渴"，即是由于上焦阳虚，肺中虚冷，阳虚不能化气，气虚不能布津所致，故治从温肺益气，用生姜甘草汤。

（四）饮邪内停，津不输布

饮，是由于肺、脾、肾、三焦等脏腑功能失调，津液输布失常所产生的一种病理产物。饮停于内，又可阻碍气机，郁遏阳气，导致津液输布失常，因此它又是一种致病因素。饮停于内，导致津不输布，故患者常出现口渴之象。如《痰饮咳嗽病脉证并治篇》："胸中有留饮，其人短气而渴。"由于饮留胸中，肺气不利，气不布津，故见短气而渴。《消渴小便不利淋病脉证并治篇》："脉浮，小便不利，微热消渴者，宜利小便，发汗，五苓散主之。""渴欲饮水，水入则吐者，名曰水逆，五苓散主之。"此处之"渴"，系膀胱气化失职，水饮内停，津不输布所致，故用五苓散化气行水。由此可见，饮邪内停，津不输布，亦是引起"渴症"之原因。

（五）阳气虚衰，津不气化

津液的生成和输布，有赖于阳气。若阳气虚弱，则可致津液不足，输布失常，因而出现口渴。如《水气病脉证并治篇》："夫水病人，目下有卧蚕，面目鲜泽，脉伏，其人消渴。""病下利后，渴饮水，小便不利，腹满因肿者，何也？答曰：此法当病水，若小便自利及汗出者，自当愈。"此处之"渴"，系阳气虚弱，不能生津化气所致。《消渴小便不利淋病脉证并治篇》："男子消渴，小便反多，以饮一斗，小便一斗，肾气丸主之。"本条系肾阳虚衰，既不能蒸津液以上润，又不能化气以摄水，故饮一斗，小便亦一斗，治宜肾气丸温补肾阳，以恢复其蒸津化气之功，则消渴自愈。

二、以"渴"作为辨证的依据

"口渴"是指口中干燥，具有饮水欲望而言。仲景不仅论述了不同原因之渴，而且还以"渴"作为辨证的依据。《痰饮咳嗽病脉证并治篇》："咳满即止，而更复渴，冲气复发者，以细辛、干姜为热药也。服之当遂渴，而渴反止者，为支饮也。"本条以"渴"作为冲气与饮邪上逆鉴别的依据。服药后见口

景洪贵

伤寒论讲座撷要

渴，冲气复发者，是因细辛、干姜温热转从燥化，动其冲气所致。若药后口渴反止者，是饮邪内盛，水气有余，这种冲气，是由于饮邪上逆，而非下焦冲气。《水气病脉证并治篇》："渴而不恶寒者，此为皮水。"肺主皮毛，湿潴留于皮肤之中，影响肺，使其不能输布津液，故口渴；由于无外邪，故不恶寒，因此辨为皮水。《呕吐哕下利病脉证治篇》："先呕却渴者，此为欲解。先渴却呕者，为水停心下，此属饮家。呕家本渴，今反不渴者，以心下有支饮故也，此属支饮。"本条从先呕后渴，先渴后呕和呕而不渴三种情况，说明水饮致呕的一般辨证，其辨证要点是"渴"。"先呕却渴，此为欲解"，指出了胃有停饮所致呕吐，因呕后水饮尽去，胃阳恢复而出现口渴，是病欲解之象。而"先渴却呕"之"渴"，则是水饮内停，气化受阻，津液不能上承所致；渴而饮水，饮聚不化，必致上泛，故见呕。呕吐必耗津液，故原文云："呕家本渴。"如果不渴，则是因为水饮内盛，所以仲景云："此属支饮。"《黄疸病脉证并治篇》："疸而渴者，其疸难治；疸而不渴者，其疸可治。"《呕吐哕下利病脉证治篇》："下利有微热而渴，脉弱者，今自愈。""下利脉数而渴者，今自愈。""呕吐而病在膈上，后思水者，解……"等，均是以口渴与否来判断疾病的预后。

三、以"渴"确定治疗

　　口渴是病因作用于机体所致的一种病理性反应。因此，口渴与否不仅可以作为辨证的依据，而且可以确定治疗。如《消渴小便不利淋病脉证并治篇》："小便不利者，有水气，其人若渴，栝蒌瞿麦丸主之。"肾气不化，则小便不利而水饮内停，在这种情况下，可用肾气丸以温阳化气行水。然气不化水，则津不上承而上焦燥热，故其人口渴。因此治宜化气、利水、润燥，用栝蒌瞿麦丸。《呕吐哕下利病脉证治篇》："吐后，渴欲得水而贪饮者，文蛤汤主之。""吐后，渴欲得水"，本属正常之象，因吐则伤津，故欲饮水以救燥，但"贪饮"，则属病理变化，是因吐后水去热留，热则消水所致。由于多饮，必致水湿内积，加之余热未清，难免不变生他证。故用文蛤汤发散祛邪，清热止渴。又如《妇人妊娠病脉证并治篇》白术散方煎服法中云："已后渴者，大麦粥服之。"妊娠呕吐，呕止而胃无津液，故口渴，因此食大麦粥以生津液。

　　综上所述，可见《金匮要略》不仅论述了不同原因之口渴，而且还以"渴"作为辨证施治的主要依据。这些经验对于临床至今仍有指导价值。

试析《伤寒论》"小便"在辨证论治中的意义

《伤寒论》涉及"小便"的条文有六十余处，所述小便在次数上有小便数、小便几日行；在尿色上有小便清、小便色白、尿如皂荚汁状之别；在排尿情况上有小便少、小便不利、小便难、不尿、遗尿等的不同；在辨证治疗上有"小便利者，其人可治"，"小便自利者，下血乃愈"，"须小便利"，"当利其小便"，"小便利则愈"之训。因此，探讨《伤寒论》"小便"在辨证施治中的意义，对于指导临床具有重要价值。

一、阐明病机

小便是人体津液代谢的产物，它的产生和排泄，与肺、脾、肾、三焦、膀胱等脏腑有密切关系。当各种原因致脏腑功能失常或津液不足时，均可导致小便的异常。仲景根据小便的异常变化，借以阐明疾病发生的机理。如192条："阳明病，初欲食，小便反不利，大便自调，其人骨节疼……[1]。"阳明病初欲饮食，而大便自调，小便当自利，今小便反不利，说明水湿郁滞体内，不从小便而去，流注关节，故骨节疼痛。199条："阳明病，无汗，小便不利，心中懊憹者，身必发黄。[1]"200条："阳明病……小便不利者，必发黄。[1]"阳明病一般是小便自利，如果阳明病见小便不利，水湿就不能下行，湿热蕴蒸，故身必发黄。可见，小便不利，湿无去路，湿热蕴蒸于内是发黄的主要因素。因此，187条云："若小便自利，不能发黄。[1]"59条："大下之后，复发汗，小便不利者，亡津液故也。勿治之，得小便利，必自愈。"[1]本条仲景根据小便通利与否，阐明了津伤和津复这一机转。

二、辨识疾病证候

小便为津液所化，了解小便的变化，可以察知人体津液的盈亏和内脏气化功能是否正常。仲景即将小便的变化情况，作为辨识疾病证候的主要依据。

（一）分辨病变部位

56条："伤寒，不大便六七日，头痛有热者，与承气汤；其小便清者，知

伤寒论讲座撷要

景洪贵

不在里，乃在表也，当须发汗。[1]"伤寒不大便六七日，见头痛有热，可用承气汤下之。但又当验之于小便，若小便清长，便非里热，虽六七日不大便，病仍在表，故治宜解表。本条以尿色来辨识疾病病位的表里。127条："太阳病，小便利者，以饮水多，必心下悸，小便少者，必苦里急也。[1]"本条以小便利否，辨水停的部位。太阳病饮水多，若小便利，是水在上，必见心下悸；若小便少，是水饮停于膀胱，必见少腹里急胀满。

（二）区别疾病性质

236条："阳明病，……小便不利，渴饮水浆者，此为瘀热在里，身必发黄，茵陈蒿汤主之。""尿如皂荚汁状，色正赤。[1]"本条之"小便不利"是湿热内蕴所致，由于病性属热，故见尿如皂荚汁状，色正赤。282条："少阴病……若小便色白者，少阴病形悉具，小便白者，以下焦虚有寒不能制水，故令色白也。[1]"此两条即以小便的颜色来判断疾病的性质。

（三）审察疾病的虚实

191条："阳明病，若中寒者，不能食，小便不利……所以然者，以胃中冷，水谷不别故也。[1]"文中小便不利，是由于中焦阳虚，不能运化水谷所致，病变属虚，故曰"胃中冷，水谷不别故也"。233条："阳明病，自汗出，若发汗，小便自利者，此为津液内竭，虽硬不可攻之。[1]"阳明病，已自汗出，再发汗则津液大伤，若小便自利，此属津液内竭现象，由于病变属虚，故曰"虽硬不可攻之"。250条："太阳病，若吐若下若发汗后，微烦，小便数，大便因硬者，与小承气汤和之愈。[1]"本条之小便数，大便硬是由于邪热入里所致，病变属实，故用小承气汤清热泻实。

（四）判断疾病的转归和预后

203条："阳明病，本自汗出，医更重发汗，病已瘥，尚微烦不了了者，此必大便硬故也。以亡津液，胃中干燥，故令大便硬，当问其小便几日行，若本小便日三四行，今日再行，故知大便不久出，今为小便数少，以津液当还入胃中，故知不久必大便也。[1]"阳明病，医者发汗伤津，病邪虽去，但因津液内竭，胃中干燥，故大便硬，所以有微烦不了了的现象。推测津液是否恢复，当问其小便的次数，如小便本为日三四次，今减为日一二次，则知胃中津液不偏渗于膀胱，而还流于肠中，使燥者得润，结者可通，故曰"不久必大便也"。反之，说明津液未复。232条："脉但浮，……若不尿，腹满加哕者不治。[1]"111条："太阳中风……，久则谵语，甚则致哕，手足躁扰，捻衣摸床。小便利者，其人可治。[1]"此两条，仲景则根据小便通利与否判断疾病的预后。前者是由于胃气已竭，三焦气机受阻，邪无出路，预后不良，故为不治之证。后者虽属阴竭阳越之危候，但小便自利，知津液未亡，化源未绝，预后较好，故云"小便利者，其人可治"。

（五）用于证候鉴别

125条："太阳病，身黄，脉沉结，少腹硬，小便不利者，为无血也；小便自利，其人如狂者，血证谛也；抵当汤主之。[1]"本条将小便利否作为湿热发黄与瘀血发黄的主要鉴别依据。若小便不利者，属湿热发黄，故曰："为无血也"。小便自利者，属瘀血发黄，故曰"血证谛也"。126条："伤寒有热，少腹满，应小便不利；今反利者，为有血也，当下之，不可余药，宜抵当丸。[1]"伤寒有热，少腹满是邪在下焦。若为膀胱蓄水证，应见小便不利；今小便反利，知为蓄血。可见，小便利否是鉴别蓄水与蓄血的要点。

三、指导治疗

《伤寒论》中，仲景不仅以"小便"来阐明病机，辨识证候，而且还以小便的变化情况来确定治疗。

（一）确立治疗原则

《伤寒论》中对黄疸的论述有："小便不利者，必发黄[1]"（200条），"若小便自利者，不能发黄[1]"（187条）。说明黄疸的发生与小便通利与否有密切关系。小便通利，湿邪有去路，故不发黄；若小便不利，湿热无去路，蕴蒸于体内，故使发黄。根据这一机理，仲景提出了利小便以治黄疸的原则，如茵陈蒿汤煎服法中云："小便当利，尿如皂荚汁状，色正赤，一宿腹减，黄从小便去也。"以及"诸病黄家，但利其小便"。这一方法一直沿用至今。

景洪贵

伤寒论讲座撷要

（二）确定治法

124条："太阳病六七日，表证仍在，脉微而沉，反不结胸，其人发狂者，以热在下焦，少腹当硬满；小便自利者，下血乃愈。……抵当汤主之。[1]"太阳病六七日，表邪随经入里，瘀热结于少腹，故少腹硬满。此时，若小便自利，则属蓄血，治宜行瘀逐血，故云"小便自利者，下血乃愈"。

（三）作为用方依据

251条："……若不大便六七日，小便少者，虽不受食，但初头硬，后必溏，未定成硬，攻之必溏，须小便利，屎定硬，乃可攻之，宜大承气汤。[1]"不大便六七日，若小便少，说明大便未成硬，不可攻之，攻之必溏泄。必须小便利，方知大便成硬，乃可攻之，用大承气汤。本条以小便通利与否作为使用大承气汤的依据。

（四）确定药物加减

真武汤加减法中云："若小便利者去茯苓。[1]"本方主治少阴病阳虚水停证，若见小便利，则不需利水，故去茯苓。又如四逆散加减法中云："小便不利者，加茯苓五分。[1]"即根据小便通利与否来作为药物加减的指征。

（五）确定服法

牡蛎泽泻散服法中云："小便利，止后服。[1]"本方为逐水之峻剂，过服有伤正之弊，须中病即止，故云"小便利，止后服"。

参考文献

[1] 熊曼琪.伤寒学[M].北京：中国中医药出版社，2003.

[2] 李培生，成肇仁.伤寒论[M].北京：人民卫生出版社，1987.

[3] 刘渡舟.刘渡舟伤寒论讲稿[M].北京：人民卫生出版社，2008.

《伤寒杂病论》中药物炮制"熬法"探析

仲景在《伤寒杂病论》中共搜集有效方剂314首，不仅对方剂的药物组成和加减变化提出了严谨的法度，而且在组方用药上非常重视药物的炮制，不仅保证了用药安全，而且充分发挥了药效，达到了治疗要求。由于中药大多是生药，有的还具有毒性或烈性，若不经炮制，既不能充分发挥药效，又达不到治疗目的，还不能直接用于临床，否则会产生毒性反应，危害健康。纵观仲景在药物炮制方法上有纯净处理、粉碎处理、切制处理、火制处理以及蒸、发芽、酒浸、烊化等多种方法。然究其"熬法"，《伤寒杂病论》中涉及牡蛎、水蛭、虻虫、蟅虫、蜣螂、鼠妇、蜂窠、蜘蛛、瓜蒂、巴豆、乌头、芫花、葶苈子、桃仁、杏仁、商陆根等16种药物。究其意义主要有以下几方面：

一、"熬"的含义

《伤寒杂病论》方中的一些药物在炮制上需要"熬"，但一般而言，"熬"，即久煮之意（《新华字典》）。然而，仲景方中需"熬"之药，若是久煮，显然与制方原意相反。究其制方的原意，"熬"，即"炒"，其理有二：一是从字义上讲，《说文》："熬，干煎也。火乾也。"段注云："凡以火而干五谷类"。《周礼地官·舍人》："共贩米熬谷"。此处的"熬"，即烤干、煎干、炒之意。而"炒"字的本意，是"煎炒，火乾"（《辞源》）[5]。因此，"熬"与"炒"义同。二是从方剂和用药角度来看，如十枣汤，是由芫花、甘遂、大戟以及大枣组成，前三味等分，捣为散。其中芫花需"熬"，若谓久煮，显然与制成散剂不符。因此，实为炒干。桂枝甘草龙骨牡蛎汤中的"牡蛎"注明"熬"[1]；乌头煎方："乌头（大者）五枚（熬，去皮，不㕮咀），上以水三升，煮取一升，去滓，内蜜二升，煎令水气尽，取二升……"[2]。桂枝龙骨牡蛎汤和乌头煎方均是水煎剂，其中牡蛎、乌头均注明"熬"，若"熬"即"久煮"，仲景何必多此一举。可见"熬"即"炒"，其理甚明。

二、药物"熬"的目的

仲景非常重视药物的炮制，然纵观所"熬"之药，其目的主要有以下几方面：

（一）使药物变得松脆，便于制剂

仲景为将药物制成散剂，便于服用，对方中不易粉碎的药物均注明"熬"，如十枣汤方，"芫花（熬）、甘遂、大戟各等分。上三味，捣筛……"[2]；瓜蒂散方，"瓜蒂一分（熬黄），赤小豆一分。上二味，各别捣筛，为散已，合治之"[1]；鳖甲煎丸方中的鼠妇、䗪虫、蜂窠、蜣螂均注明"熬"[2]。牡蛎泽泻散方："牡蛎（熬）、泽泻、蜀漆、葶苈子（熬）、商陆根（熬）、海藻、栝蒌根各等分。上七味，异捣，下筛为散……"方中牡蛎、葶苈子、商陆根均注明"熬"[1]，其目的即是通过"炒"的炮制方法，使药物变得松脆，便于制剂。

（二）去除非药用部分，保证药物纯净

《金匮要略·腹满寒疝宿食病脉证治篇》"乌头煎方：乌头（大者）五枚（熬，去皮，不㕮咀）。"方中乌头"熬"的目的，在于有利于去除乌头非药用部分之"皮"，保证药物纯净。

（三）消除或降低药物的毒性、烈性或副作用

由于中药大多是生药，有的还具有毒性或烈性，若不经炮制，不但不能充分发挥药效，达不到治疗目的，还不能直接用于临床，否则会产生毒性反应，危害健康。仲景在组方用药上非常重视药物的炮制，不仅保证了用药安全，而且充分发挥了药效，达到了治疗要求。例如，仲景在三物备急丸使用时云："巴豆去皮心，熬，外研如脂，且与大黄、干姜末合治一千杵[2]"。这样炮制的目的，在于去巴豆脂，消除或降低巴豆的毒性和烈性，若不加以炮制，而直接入药，就易导致中毒。十枣汤中的芫花，仲景就注明"熬"，炒的目的在于缓和芫花的性能，降低其毒性，以及有利于捣为散。仲景在使用葶苈子时亦要"熬"[2]。炒葶苈子，可缓解其寒性，使其不易伤脾胃，适用于挟虚患者。在用杏仁时亦有要"熬"[1]，炒杏仁，则苦泄之性减缓，多用于体虚脾弱者[3]。

（四）改变药物性能，增强和促进药物疗效的发挥

仲景在药物使用上，重视通过炮制改变药物的性能，增强和发挥药物的疗效。如仲景在使用牡蛎时大多要"熬"[1]，炒的目的在于增强其固涩敛汗潜阳的作用，并易于粉碎和煎出有效成分[4]。在使用桃仁时，有时亦要"熬"，如桂枝茯苓丸中的桃仁，治马坠及一切筋骨损方中的桃仁就注明要"熬"[2]，《本草纲目·卷二十九·桃》："……润燥活血，宜汤浸去皮尖炒黄用。"[6]说明桃仁经过炒法炮制后能增强润燥活血作用。

可见，"熬"即是"炒"。仲景通过炒法对药物进行加工炮制，使其具有便于制剂，保证药物纯净，消除或降低药物的毒性、烈性或副作用，增强药物的疗效等，值得进一步研究。

参考文献

[1] 熊曼琪.伤寒学[M].北京：中国中医药出版社，2003.

[2] 范永升.金匮要略[M].北京：中国中医药出版社，2003.

[3] 颜正华.中药学[M].北京：人民卫生出版社，1991.

[4] 徐楚江，叶定江.中药炮制学[M].上海：上海科学技术出版社，1985.

[5] 商务印书馆等.辞源[M].北京：商务印书馆，1984.

[6] 李时珍.本草纲目[M].北京：人民卫生出版社，1978.

景洪贵

伤寒论讲座撷要

《伤寒论》中药物炮制"洗法"析义

仲景在《伤寒论》中共搜集有效方剂112首，对方剂的药物组成和加减变化提出了严谨的法度，其在组方用药上非常重视药物的炮制，不仅保证了用药安全，而且充分发挥了药效，达到了治疗目的。由于中药大多是生药，有的还具有毒性或烈性，若不经炮制，不但不能充分发挥药效，达不到治疗目的，还不能直接用于临床，否则会产生毒性反应，危害健康。纵观仲景在药物炮制方法上有纯净处理、粉碎处理、切制处理、火制处理以及蒸、发芽、酒浸、烊化等。究"洗法"，《伤寒论》中仲景主要采取了"水洗"和"酒洗"两种，涉及五种药物，其中半夏、蜀漆、海藻、吴茱萸用水洗[1]，大黄用酒洗[1]。究其意义，主要有以下几方面：

一、水洗法

水洗法即用水对药物进行清洗的方法。其目的如下：

（一）去除杂质，保证药物洁净

药物通过水洗清除附着于药物表面的泥沙等杂质，保证药物清洁、美观，便于保管、贮存和配方，有利于服用和充分发挥药效，如半夏、海藻、蜀漆、吴茱萸等都采取水洗的方法。

（二）去除毒性，保证用药安全

半夏，辛、温，有毒。《名医别录》："生微寒，熟温，有毒。"《药性本草》："有大毒。[2]"仲景在应用半夏时非常重视其毒副作用，在《伤寒论》配伍有半夏的16个方剂中，所用半夏一律用水洗，其目的除了清除杂质外，更重要的是通过水洗，减少半夏的毒性，降低其毒副作用，保证用药安全。

（三）去除异味，便于服用

一些药物有特殊的异味，口感不好，不利于服用。仲景在使用这些药物时，均采取水洗方法，其目的在于去除异味，便于服用。如蜀漆有腥味[1]，海藻含盐量高、味咸[1]，吴茱萸有麻涩味[1]，仲景在使用时即用水洗法，以去除异味，便于服用。

二、酒洗法

酒洗法即用酒对药物进行清洗的方法。

仲景在使用大黄时大多采取"酒洗"的方法[1]。大黄酒洗，一直作为疑点存在于仲景用药之中，而历代医书中也很少论及，究其意义主要有以下几方面：

（一）引经作用

大黄味苦，性寒，主要入阳明经，酒味甘、苦、辛，性温，《别录》记载："主行药势。"孟诜云："行百药。"大黄经酒洗后，借助酒"行药势"之力，使大黄专走阳明以泻实邪。正如《汤液本草》载："大黄……入手、足阳明，以酒引之，故太阳阳明，正阳阳明承气汤中，俱用酒浸。"[2]《本草纲目》记载："大黄酒洗入阳明。"（张元素）[2]所以说大黄经酒洗后有引经作用。

（二）缓和药物性味，减轻副作用

大黄作用迅速，推陈致新，但其属大苦大寒之品，易伤胃气，服后往往易致腹胀，食欲不振，恶心等。仲景在伤寒论中之辨证论治最注意保护胃气。而酒性温，《本草拾遗》云其"厚肠胃"[2]。酒炖后，泻下作用缓和，能减轻腹痛等副作用[3]。用酒洗大黄是以酒之温热之性缓和大黄苦寒伤胃之弊，使其达到峻下而又不伤胃气之作用，是谓攻邪而不伤正。

（三）增强活血化瘀作用

大黄具有活血化瘀作用。《本经》："下瘀血，血闭寒热，破癥瘕积聚。"[4]酒制大黄活血作用较好[4]，仲景在治疗血瘀证时常用酒洗大黄，如治疗瘀热互结之蓄血证的抵当汤，方中大黄即用酒洗[1]，其目的在于增强活血化瘀作用。

（四）缓和药物功效

据现代药理研究，大黄致泻的主要成分是蒽醌，而经酒炒后，结合性蒽醌有所减少，泻下作用弱于生大黄[3]。《成方便读》中张秉成在解释大承气汤时说："此方须上中下三焦痞满燥实全见者方可用之，以大黄之走下焦血分，荡涤邪热为君，又恐其直下之性，除其下而遗其上，故必以酒洗之。"所以说酒洗能缓和大黄急下之性。

参考文献

[1]　姜建国.伤寒论[M].北京：中国中医药出版社，2004.

[2]　江苏新医学院.中药大辞典[M].上海：上海科学技术出版社，1986.

[3]　徐楚江，叶定江.中药炮制学[M].上海：上海科学技术出版社，1985.

[4]　凌一揆，颜正华.中药学[M].上海：上海科学技术出版社，1984.

载《国医论坛》2016年第2期

《伤寒杂病论》方中桂枝即肉桂歧义

　　《伤寒论》载方112首（除重复和佚方），用药87味。《金匮要略》载方205首（四首方只列方名未载药物），用药155味。其中，配伍有桂枝的方剂共99首（有3处是方剂在加减法中加桂枝）。然仲景所用桂枝究竟是桂枝还是肉桂，见仁见智。笔者根据《伤寒论》《金匮要略》和中药学等有关资料分析如下。

　　我国现存最早的药物学专著《神农本草经》，成书于汉代。该书载药365种，分上、中、下三品。书中未论及"桂枝"和"肉桂"，仅有"牡桂""菌桂"的记载，并没有形状的论述。肉桂之名载于药物学，最早见于南北朝（《陶弘景·本草经集注》），别录曰："神农本经唯有牡桂、菌桂。……大小枝皮俱名牡桂。……大枝、小枝皮俱是筒。小枝薄而卷及二三重者良。或名筒桂。……其嫩枝皮半卷多紫，谓之桂枝，又名肉桂。"[4]《唐本草》从其说："菌者，竹名，古方用筒桂者是。……其筒桂亦有二、三重卷者，……大枝小枝皮俱是菌桂，……大小枝皮俱名牡桂。然大枝皮肉理粗虚如木兰，肉少味薄，不及小枝皮也。小枝皮肉多半卷，中必皱起，味辛，美。一名肉桂、一名桂枝、一名桂心。"[3]

　　根据《本草经集注》和《唐本草》的论述，可以理解为：一是桂树大小枝皮薄卷至二、三重者为菌桂或筒桂，亦称牡桂。二是嫩枝皮部分（嫩枝皮半卷）称为肉桂或桂枝。正因为如此，有学者即云《伤寒杂病论》中桂枝即肉桂也。诚言之有理，词之有据。然笔者认为，似有不妥，其理有八：

　　一是"枝"的含义。《说文解字·木部》："枝，木别生条也。从木，支声。"[5]《辞源》："枝，树干旁出的枝条。"[6]说明"枝"的本义为树木主干上旁生的枝条。《诗经·采菽》："维柞之枝，其叶蓬蓬。"[6]《国语·晋八》："枝叶益长，本根益茂。"[6]辛弃疾《西江月·夜行黄沙道中》"明月别枝惊鹊，清风半夜鸣蝉[5]"便是。《诗经》成书于春秋时期，许慎《说文解字》成书于东汉，与仲景为同一时期，当时"枝"的含义已经明确，像仲景这样的饱学之士，恐难出如此疏漏。由此，桂枝是樟树科植物的树枝，这一点应该是没有歧义的。

景洪贵

伤寒论讲座撷要

　　二是《伤寒论》载方112首（除重复和佚方），《金匮要略》载方205首（四首方只列方名未载药物），配伍有桂枝的方剂共99个，其中有62个方中的"桂枝"注明要去皮，不去皮的有37个方。如《伤寒论》桂枝人参汤和四逆散加减法中的"悸者加桂枝五分"[1]未注明去皮。说明仲景所用的桂枝是指不带皮和带皮的桂树枝。

　　三是桂枝之名最早见于成书于公元前239年的《吕氏春秋》。其云："桂枝之下无杂木。"[7]《雷公炮炙论》云："桂钉木根，其木即死，是也。"[4]笔者认为，说桂枝树下没有其他草木生长，说明桂枝树生长茂盛，其他草木难以与其一同生长。《楚辞》的"攀桂枝兮聊淹留"，《后汉书》的"步摇以黄金为山题，贯白珠为桂枝相缪"亦论及桂枝。然此处的桂枝是指桂树，但桂枝之名早就笔之于书了。

　　四是西汉至唐朝有800余年的历史，《唐本草》："菌者，竹名，古方用筒桂者是。……其筒桂亦有二、三重卷者，……大枝小枝皮俱是菌桂，……大小枝皮俱名牡桂。然大枝皮肉理粗虚如木兰，肉少味薄，不及小枝皮也。小枝皮肉多半卷，中必皱起，味辛，美。一名肉桂、一名桂枝、一名桂心。"[3]又云："今按桂有二种，唯皮稍不同，若菌桂老皮坚板无肉，全不堪用；其小枝皮薄卷及二、三重者，或名菌桂，或名筒桂。其牡桂嫩枝皮，名为肉桂，亦名桂枝；其老者名木桂，亦名大桂。"[3]此论亦值得商榷。"枝"，肯定指树枝，顾名思义，桂树的枝名曰"桂枝"。既然《唐本草》中有："牡桂嫩枝皮，名为肉桂，亦名桂枝"。那么仲景用的是去皮的"枝"就更不是肉桂了，其理甚明。由此可以推断，桂树大小枝皮即当时的"牡桂""菌桂""筒桂"，今之"肉桂"也。

　　五是《唐本草》云："其小枝皮薄卷二、三重者，或名菌桂，或名筒桂。其牡桂嫩枝皮，名为肉桂，亦名桂枝。"[3]说明大枝和小枝的皮即是"菌桂""牡桂"。从逻辑学上讲，小枝应包含嫩枝。既然小枝皮为牡桂，又何必又名桂枝呢？再者嫩枝皮本身是极薄的皮，再去皮就等于无皮。仲景方中应用的桂枝有去皮的，也有不去皮的，说明仲景用的桂枝是指带皮的细小嫩枝。

　　六是《本草纲目》云："桂即牡桂之厚而辛烈者，牡桂即桂之薄而味淡者，《别录》不当重出，今并为一"，"桂有数种，……但以卷者为菌桂，半卷及板者为牡桂，即自明白[4]"。可见，只有树皮才能卷曲或成板状，枝条不可能成此形状。说明箘桂和牡桂应该是树皮，其味厚而辛烈，即今之肉桂。故《本草纲目》云："桂，即肉桂也。厚而辛烈，去粗皮用。……气之薄者，桂枝也；气之厚者，桂肉也。……细薄者为枝为嫩，后脂者为肉为老。"[4]说明肉桂和桂枝是有区别的。

七是仲景用肉桂治疗食物中毒的病证，如《金匮要略·果实菜谷禁忌并治第二十五》："蜀椒闭口者，有毒。误食之，戟人咽喉，气病欲绝，或吐下白沫，身体痹冷，急治之方：肉桂煎汁饮之。多饮冷水一二升……，饮之，并解。"[2]晋·葛洪（公元284—364年，《肘后备急方》）既用了桂枝、桂心亦用了肉桂，如"凡治伤寒方甚多，其有诸麻黄、葛根、桂枝、青龙、白虎、四顺、四逆二十余方，并是至要者"，"疗乳痈，桂心、甘草各二分，乌头一分（炮），捣为末，和苦酒，涂纸覆之，脓化为水，则神效"。又如："治寒疝，来去每法绞痛。又方肉桂一斤，吴茱萸半升。水五升，煮取一升半，再服"。可见桂枝和肉桂早在晋朝以前就有区别了，况且仲景也用有肉桂，因此桂枝和肉桂不是一物。

八是桂枝为樟科植物肉桂的嫩枝，其干皮及枝皮部分为肉桂[3]。肉桂有"牡桂"（《本经》），"紫桂"（《药性论》），"大桂"（《唐本草》），"辣桂"（《仁斋直指方》），"桂皮"（《本草述》），"玉桂"（《本草求源》）之名[3]。说明桂枝和肉桂本是"同根生"，因植物的部位不同而名异，其功效大同小异耳。

《本草别说》："仲景《伤寒论》发汗用桂枝。桂枝者，枝条非身干也。取其轻薄而能发散。"[3]可见，桂枝应该是桂树的嫩枝部分，树干和枝条的皮称之"箘桂""筒桂""牡桂"，即今之肉桂。

参考资料

[1] 熊曼琪.伤寒学[M].北京：中国中医药出版社，2003.

[2] 范永升.金匮要略[M].北京：中国中医药出版社，2003.

[3] 江苏新医学院.中药大辞典[M].上海：上海科学技术出版社，1986.

[4] 李时珍.本草纲目[M].北京：人民卫生出版社，1978.

[5] 《新编说文解字大全集》编委会.新编说文解字大全集[M].北京：中国华侨

出版社，2011.

[6] 商务印书馆编辑部. 辞源[M]. 北京：商务印书馆出版社，1984.

[7] 孙建军. 吕氏春秋[M]. 吉林：吉林文史出版社，2017.

《金匮要略》"实脾"浅释

"实脾"，语出《金匮要略·脏腑经络先后病脉证篇》。原文云："夫治未病者，见肝之病，知肝传脾，当先实脾[1]。"长期以来，大凡言"实脾"，有人谓"调补脾脏之意"，有人解释为"补脾"。仅管用词不同，然实则均解释为"补脾"。笔者反复研读，认为此释似有不妥。其理如下：

其一，"实脾"，从汉语语法上讲是一个使动句，"实脾"应该是"使脾实"。《说文解字》云："实，富也。"[2]即"富裕"之意。实的本义指充实、充满。用作动词，指使充实、使充满[2]。如《汉书·食货志》云："薄赋敛，广蓄积，以实仓廪。"[2]由此可知，"实脾"应解释为"使脾充实、充满"，即"使脾实"。

其二，脾主运化，胃主受纳、腐熟水谷。"使脾实"，应理解为使脾主运化，胃主受纳、腐熟水谷的功能保持正常。要保持脾胃的生理功能，必须根据患者的具体情况而定。根据《素问·三部九候论》"虚则补之，实则泻之"的治疗原则，"实脾"应包括补益脾胃、运脾除湿、清胃和中、消食健胃、和胃降逆等治疗方法，而非单单指"补脾"。正因为如此，仲景恐后学者理解上的偏差，紧接着强调"四季脾旺不受邪，即勿补之"。如果"实脾"即"补脾"，仲景就没有必要强调脾不虚的，就不要补了。总而言之，仲景强调肝脏疾病容易影响脾胃的消化功能，一旦肝脏有疾，保持脾胃正常的生理功能就尤为重要。这样解释，不仅符合经旨和汉语语法及词意，亦与临床实际相符。

参考文献

[1] 范永升.金匮要略[M].北京：中国中医药出版社，2004.

[2] 《新编说文解字大全集》编委会.新编说文解字大全集[M].北京：中国华侨出版社，2011.

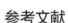

伤寒论讲座撷要

《金匮要略》"胸痹缓急"浅释

"胸痹缓急"一词，见于《金匮要略·胸痹心痛短气病脉证并治篇》。原文云："胸痹缓急者，薏苡附子散主之"。[1]"胸痹缓急"，历来注家有不同看法，主要是对"缓急"的理解不同。大凡言"缓急"，主要有以下几种解释。

一是作"胸痛时缓时急"解。以程云来和吴谦等为代表。程云来《金匮要略直解》："寒邪客于上焦则痛急，痛急则神归之，神归之则气聚，气聚则寒邪散，寒邪散则痛缓，此胸痹之所以有缓急者，亦心痛去来之意也。"吴谦等《医宗金鉴·订正金匮要略注》："缓急者，谓胸痹痛而时缓时急也"。

二是作"四肢筋病拘急"解。以喻嘉言、尤在泾、徐忠可为代表。喻嘉言《医门法律》："今胸中之阳痹而不舒，其经脉所过，非缓即急，失其常度，总因阳气不运，故致使然。"尤在泾《金匮要略心典》："阳气者，精则养神，柔则养筋。阳痹不用，则筋失养而或缓或急，所谓大筋软短，小筋弛长是也。"徐忠可《金匮要略论注》："缓急是肢节之筋有缓有急，乃胸痹之邪，淫及于心也。"上述三位医家的论述，虽语言不同，但是都把"缓急"病情落实在司四肢运动的筋上，即胸痹而兼有手足筋病拘急的症状。

三是作"口眼引纵"和"偏痛一侧"解。以邹润安为代表。邹润安《本经疏证》："筋之系头颈手足者，即为引纵，未必竟由胸痹。……夫阳明之口颊，未必一中于寒，一中于热，左右并时也，必其寒中于左，逼热于右，寒中于右，逼热于左，故一缓一急同时俱发耳。"

此外，亦有将"缓急"解释为治法的，即缓急止痛。

上述医家从不同角度论述了"胸痹缓急"之义，均有一定道理。然从薏苡附子散所用药物的剂量、药物炮制、剂型和服法来分析，似觉欠妥，其理有三：

一是"缓急"是一个偏义复词，偏"急"，即危急之事。《辞源》："缓急，危急之事。缓字无实义"。[3]如《史记·绛侯周勃世家附周亚夫》："孝文且崩时，诫太子曰：'即有缓急，周亚夫真可任将兵。'"《史记·仓公传》："生子不生男，缓急无可使者！"[3]此处的"缓急"，指的就是危急的情况。因此，"胸痹缓急"应理解为胸痹心痛急性发作。

二是药物的剂量。薏苡附子散中附子用了十枚，这是仲景附子用量最大的方子。综观仲景对附子的用量，凡是急症、痛证用量均大，如治少阴病阴盛格阳证的通脉四逆汤，"用附子大者一枚[2]"；治风湿兼表阳虚的桂枝附子汤，"附子三枚[2]"，便是此意。

三是药物炮制。仲景用附子有生用与炮制之别。生用主要用于亡阳急证，以温经回阳救逆，如四逆汤、四逆加人参汤、茯苓四逆汤、干姜附子汤、通脉四逆汤、白通汤[2]等；炮制后用，主要在于散寒止痛，如治风湿疼痛的桂枝附子汤、白术附子汤、甘草附子汤[1]等。薏苡附子散中的附子是炮制后使用，止痛之理甚明。

四是剂型。"薏苡附子散方：薏苡仁十五两，大附子十枚（炮）。右二味，杵为散，服方寸匕，日三服。"[1]胸痹心痛急性发作，病情危急，若不及时救治，往往危及生命。发作时若用汤剂，难以救急，故仲景将药制成散剂，以备急用。

因此，将"胸痹缓急"解释为胸痹急性发作，不仅符合经旨和汉语古今用法，亦与临床实际相符。

参考文献

[1] 李克光，杨百茀.金匮要略讲义[M].上海：上海科学技术出版社，1985.

[2] 熊曼琪.伤寒学[M].北京：中国中医药出版社，2004.

[3] 商务印书馆编辑部.辞源[M].北京：商务印书馆出版社，1984.

景洪贵

伤寒论讲座撷要

《金匮要略》"胸中甲错"浅释

"胸中甲错",语出《金匮要略·肺痿肺痈咳嗽上气病脉证并治篇》。原文云:"《千金》苇茎汤:治咳有微热、烦满、胸中甲错,是为肺痈。"长期以来,大凡言"胸中甲错",皆谓"胸部皮肤粗糙如鳞甲状"。笔者认为此释似有不妥,其理有三:

其一,"胸中"并非胸部皮肤:"胸中"一词,在《内经》中有记载,如《灵枢·经脉》:"肾足少阴之脉……其支者,从肺出络心,注胸。"《素问·至真要大论》:"胸中不便,嗌塞而咳。"张景岳注:"胸中,肺所居也。"(《类经》)由此可见,"胸中"是指胸腔内。

其二,"甲"与"介"通,"介"有梗塞不利之意,历代药物学家把带甲壳的药物统称为介类药,说明"甲"与"介"通。然"介"有梗塞不利之意,如《素问·咳论》:"心咳之状,咳则心痛,喉中介介如梗状,甚则咽肿喉痹。"可见,"甲"并非专指皮肤粗糙。

其三,肺痈是由于风热火毒,壅滞于肺,热壅血瘀,蕴毒化脓而成。其主要表现为咳嗽,胸痛,发热,咯吐腥臭脓痰。若日久不愈,可致气血亏损,肌肤失荣,出现皮肤干燥之象。而这种现象,往往呈全身性,仅见于胸部者,至今缺乏临床实例。

综上所述,笔者认为"胸中甲错"应作胸腔胀满梗塞不利解。其形成之理是瘀热在里,脓液排出不畅。故《千金》苇茎汤煎服法中云:"再服,当吐如脓。"这样解释,不仅符合经旨,亦与临床实际相符。

载自《四川中医》1989年第3期

《伤寒论》"厥证"初探

《伤寒论》涉及"厥证"的条文除主要在厥阴病篇讨论外，在少阴病篇、太阳病篇、霍乱病篇亦有论述，共计三十八处。所述"厥证"涉及病因病理、辨证施治以及转归预后等方面。因此，探讨《伤寒论》中"厥证"的病因病机及其在辨证治疗中的意义，对于临床和教学具有指导作用。

一、《伤寒论》论述了产生"厥证"的多种因素

"厥证"的产生，一般多责之于寒，《伤寒论》论述了不同原因所致之厥证，概括起来有以下几个方面。

（一）阴寒内盛，格阳于外

阳气具有温煦脏腑组织、四肢百骸的作用。人体阳气旺盛，则脏腑组织的功能活动正常，四肢百骸得以温煦，自无厥冷之象。如大吐、大利、大汗等导致阳气虚衰，阴寒内盛，就可出现四肢厥冷之症。阴盛格阳，虚阳外浮，则身反不恶寒。虚阳上浮，则面色赤。317条："少阴病，下利清谷，手足厥逆，脉微细欲绝，身反不恶寒，其人面色赤……"。[1]354条："大汗，若大下利，而厥冷者，四逆汤主之。"[1]此处之厥，就是因下利、大汗损伤阳气所致。

（二）肾阳虚衰，阴寒内盛

肾为元阳之脏。肾阳寓于命门之中，是先天之真火，是肾脏生理功能的动力，也可以说是人体热能的源泉。肾所藏之精和脾胃的运化功能，均需肾阳的温养，才能发挥滋养温煦体内各脏腑组织器官和保证脾胃的消化运输的作用。由于肾阳极虚，不能温养脏腑组织器官，因而患者出现肢厥脉微、肤冷等症。如338条："伤寒脉微而厥，至七八日肤冷，其人躁无暂安时者，此为脏厥。"[1]此处的肢厥脉微，即是肾阳虚衰引起的。

（三）里热内伏，阳不外达

350条："伤寒脉滑而厥者，里有热……"[1]热邪壅滞于里，阴阳气不相顺接，阳郁不能达于四肢末端，因此出现四肢厥冷。里热炽盛，脉动数流利，因此

景洪贵

伤寒论讲座概要

脉滑。

（四）中阳虚衰，寒浊中阻

脾主四肢，脾胃功能正常，水谷精微和水湿能正常转输布散，四肢得到濡润温煦，肢体即能保持正常的体温。如因呕吐或腹泻等，导致脾胃阳气虚衰，运化水谷精微和水湿的功能失常，寒浊内生，阻碍中阳，阳气不能外达，手足逆冷随之而生。如309条："少阴病，吐利，手足逆冷，烦躁欲死者，吴茱萸汤主之。"[1]

（五）营血不足，寒凝经脉

《素问·脉要精微论》中云："夫脉者，血之府也"。[3]人体气血津液等都通过经脉布散于全身，使人体脏腑组织、四肢百骸得到温煦和濡润。由于各种原因导致血虚，加之感受寒邪，血虚则脉道不充，寒凝则脉行不利，气血运行不畅，四末失于温养，临床就会出现手足厥寒，脉微细欲绝等。如351条："手足厥寒，脉微细欲绝者，当归四逆汤主之。"[1]

（六）阴寒凝结膀胱关元

340条："病者手足厥冷，言我不结胸，小腹满，按之痛者，此冷结在膀胱关元也。"[1]患者出现手足厥冷，小腹满，按之痛，自述无结胸，说明其上焦无病，病在下焦。由于阴寒内伏，凝结于膀胱关元，故出现手足厥冷，小腹满，按之痛。

（七）痰食阻遏胸中阳气

病人外感寒邪，又内伤饮食，致使痰湿内生，痰湿与饮食结于胸中，阻遏胸中阳气，不能充达四末，而出现手足厥冷。如355条："病人手足厥冷，脉乍紧者，邪在胸中……"[1]此条之手足厥冷，即由痰食阻遏胸中阳气，不能充达四肢末端所致。

（八）阳虚饮停

356条："伤寒厥而心下悸，宜先治水，当服茯苓甘草汤……"[1]此条之厥即是由胃阳不足，不能化饮，水饮内停，阳气被遏，不能通达四肢末端所致。故仲景云："宜先治水。"

（九）蛔虫内扰，寒热错杂

338条："蛔厥者……蛔上入其膈，故烦，须臾复止，得食而呕，又烦者，蛔闻食臭出，其人常吐蛔。"脾胃虚寒，蛔虫不安其位，内扰上窜，致寒热错杂，上热下寒，胃失和降，因而出现呕吐，吐蛔虫，肢冷等症。

（十）阳气内郁，上热下寒

357条："伤寒六七日，大下后，寸脉沉而迟，手足厥逆，下部脉不至，咽喉不利，唾脓血，泄利不止者，为难治，麻黄升麻汤主之。"伤寒六七日，有表证未解，即以大下治之，不仅病不得愈，反使表邪内陷，阳气郁遏，故出现寸脉沉而迟，手足厥冷。热郁于上，灼伤津液，则咽喉不利，灼伤肺络则唾脓血。脾虚寒盛，则泄利不止，下部脉不至。

（十一）气机不畅，阳气内郁

气机的升降出入正常，阳气则能布散于全身，使脏腑组织及四肢得到温煦，自无肢冷之象。气机不畅，阳气内郁不能达于四肢，则出现四肢厥冷。如318条："少阴病，四逆，其人或咳，或悸，或小便不利，或腹中痛，或泄利下重者，四逆散主之。"此条之四肢厥冷，即是气机不畅，阳气内郁引起的。

（十二）误治致厥

38条："太阳中风，脉浮紧，发热恶寒，身疼痛，不汗出而烦躁者，大青龙汤主之。若脉微弱，汗出恶风者，不可服之。服之则厥逆，筋惕肉𥉧，此为逆也。"[1]此条系表里俱虚，误服大青龙汤，致亡阳损阴，四肢和筋脉失于温煦和濡养，因而出现"厥逆，筋惕肉𥉧"之症。29条："伤寒脉浮，自汗出，小便数，心烦，微恶寒，脚挛急，反与桂枝汤欲攻其表，此误也。得之便厥。"[1]伤寒脉浮，自汗出，状如太阳中风证，然小便数，心烦，微恶寒，脚挛急系阴阳两虚所致。误用桂枝汤以解肌祛风，误汗后致阴阳更虚，阳虚不能温煦四末则见四肢厥冷。阴虚不能滋养咽喉和筋脉则咽中干，脚挛急。

二、"阴阳气不相顺接"阐明厥证发病机理

337条："凡厥者，阴阳气不相顺接，便为厥。"在正常情况下，人体阴阳之气布散于全身脏腑组织和四肢百骸，使脏腑组织和四肢百骸得到濡润和温煦。"阴阳气不相顺接"是指由于多种原因导致阴阳之气的布散失常，失去相对平衡，不能相互贯通，使脏腑组织和四肢失去温煦和濡润，人体即可出现四肢厥冷之症。《伤寒论》中，仲景以"阴阳气不相顺接"阐明了厥证的基本病机。

三、仲景以"厥"来判断疾病病情的轻重、转归和预后

337条："厥者，手足逆冷者是也。"仲景概括了厥证的临床特点是四肢厥冷。并将"肢冷"这一临床表现，用于辨别疾病的轻重、转归和预后的标准。如335条："厥深者热亦深，厥微者热亦微。"此条论述了里热炽盛，阳气被遏，不能达于肢末所致的四肢厥冷。里热愈盛，肢冷愈重，里热愈轻，肢冷愈微。此条即是以"厥"的程度来判断病情的轻重。368条"下利后脉绝，手足厥冷……手足温者生。"343条："伤寒六七日，脉微，手足厥冷……厥不还者死。"345条："伤寒发热，下利甚，厥不止者，死。"377条："呕而脉弱，小便复利，身有微热，见厥者难治，四逆汤主之。"以上几条均是以四肢厥冷的情况来判断疾病的转归和预后。

四、制定多种治"厥"方法，开辨证论治先河

纵观《伤寒论》，仲景提出了以下治"厥"方法：

（一）回阳救逆法

317条："少阴病，下利清谷，里寒外热，手足厥逆，脉微细欲绝，身反不恶寒，其人面色赤……，通脉四逆汤主之。"[1]少阴病，下利清谷，致肾阳衰竭，阴寒内盛，因此出现四肢厥冷。阴寒内盛，格阳于外，虚阳外浮，故出现身反不恶寒，其人面色赤等症。由于上述症状是由肾阳虚衰，阴寒内盛引起的，治应回阳救逆，用四逆汤或通脉四逆汤治之。

（二）辛寒清热法

350条："伤寒脉滑而厥者，里有热，白虎汤主之。"由于里热炽盛，热邪壅滞于里，阴阳之气不相顺接，阳郁不达，故四肢厥冷。里热炽盛，脉动流利，因此出现脉滑。其治应辛寒清热，用白虎汤治之。使热清，阴阳之气顺接，四肢厥冷随之而除。

（三）温中降浊法

390条："少阴病，吐利，手足逆冷，烦躁欲死者，吴茱萸汤治之。"脾胃阳虚，寒浊内生，脾胃升降失司，故见吐利；中阳虚加之寒浊中阻，阳气不能外达，故出现手足逆冷。气机逆乱，吐泻交作，患者极度烦乱不安，"烦躁欲死"。治当温中降浊，用吴茱萸汤。

（四）养血通脉，温经散寒法

351条："手足厥寒，脉细欲绝者，当归四逆汤主之。"脉细欲绝，系血虚脉道不充，血虚感寒，寒凝经脉所致；血虚寒凝，气血运行不畅，四末失于温养，因此出现手足厥寒。治应养血通脉，温经散寒，用当归四逆汤。

（五）涌吐法

355条："病人手足厥冷，脉乍紧者，邪结在胸，心下满而烦，饥不能食，病在胸中，当须吐之，宜瓜蒂散。"脉紧主寒主痛，《金匮要略·腹满寒疝宿食病脉证治篇》："脉紧如转索无常者，有宿食也。"说明脉紧亦主宿食。痰食之邪内阻，气血不畅，故脉乍紧。痰食有形之邪阻遏胸中阳气，使其不能达于肢末，因此出现四肢厥冷；痰食阻滞，胸阳被郁，浊阴不降，则见心下满而烦。邪结在胸，故病人知饥，又因邪实壅滞则不能食。因其病在胸中，病位偏高，病势在上，根据《素问·阴阳应象大论》"其高者，因而越之[3]"之论，故仲景云"当须吐之"，用瓜蒂散因势利导，涌吐胸中实邪，使实邪得除，阳气得通，则厥逆可愈。

（六）温化水饮法

356条："伤寒厥而心下悸，宜先治水，当服茯苓甘草汤，却治其厥。不尔，水渍入胃，必作利也。"患者出现四肢厥冷心下悸，是由于水停心下胃脘所

伤寒论讲座概要

致。《金匮要略·痰饮咳嗽病脉证并治篇》曰："水停心下，甚者则悸"，太阳病篇127条云："太阳病，小便利者，以饮水多，必心下悸。"可见心下悸是水饮内停的主证之一。由于胃阳不足，不能化饮，水气凌心则心悸；水饮内停，阳气被遏，不能通达四末，故见手足厥冷。由于厥和悸皆因水饮为患，因此仲景云："宜先治水。"水饮得去，阳气得通，厥逆、心悸可愈。如果不先治水，却治厥，不仅悸与厥不得愈，水饮还可渗入肠中，继发下利。仲景云："却治其厥，不尔，水渍入胃，必作利也。"由此可知，治病必求于本。

（七）安蛔法

338条："伤寒脉微而厥……蛔厥者，其人当吐蛔。今病者静，而复时烦者，此为藏寒，蛔上入其膈，故烦，须臾复止，得食而呕，又烦者，蛔闻食臭出，其人常自吐蛔。蛔厥者，乌梅丸主之。"仲景论述了蛔厥的临床特征，一是有蛔虫病史，"其人常自吐蛔"；二是手足厥冷常在腹痛剧烈时产生。往往是吐蛔、腹痛、手足厥冷同时出现。治应安蛔。

（八）发越郁阳，清上温下法

"伤寒六七日，大下后，寸脉沉而迟，手足厥逆，下部脉不至，咽喉不利，唾脓血，泄利不止者，为难治，麻黄升麻汤主之。"伤寒六七日，有表证未解，当先解其表，表证解后方可攻其里。如果先以大下之法主之，使表邪内陷，阳气郁遏。邪陷于里，阳郁不伸，则见寸脉沉而迟，手足厥冷。热郁于上，灼伤津液则咽喉不利，灼伤肺络则唾脓血。脾虚寒盛，则泄利不止，下部脉不至。因证属阳郁不伸，上热下寒，虚实互见，其治应发越郁阳，清上温下，用麻黄升麻汤。

（九）调理气机，透达阳郁法

318条："少阴病，四逆，其人或咳，或悸，或小便不利，或腹中痛，或泄利下重者，四逆散主之。"人体气机调畅，阳气才能正常布散于全身，自无肢冷之象。由于肝气郁滞，阳气内郁不能达于四肢，故见四肢厥冷。其治应疏肝理气，调畅气机，透达阳郁。用四逆散使肝气调达，气机调畅，阳气布散正常，则四肢厥冷之证自消。

（十）温中复阳法

29条："伤寒脉浮，自汗出，小便数，心烦，微恶寒，脚挛急，反与桂枝汤攻其表，此误也。得之便厥，咽中干，烦躁，吐逆者，作甘草干姜汤与之，以复其阳……"伤寒脉浮，自汗出，微恶寒，像太阳中风证。然还兼小便数，心烦，脚挛急，为阴阳两虚所致。阳虚不能制水，故见小便数；阳虚不能温养、阴虚不能濡润可见脚挛急；阳虚不能温养四末，则见四肢厥冷；阴阳两虚，心神失养，则见烦躁。医者未明其理，误用桂枝汤攻其表，误汗后致阴阳更虚，肢冷等症随之而生。故仲景云："此误也，得之便厥。"其治应温中复阳，用甘草干姜汤治之。

（十一）灸法治疗

349条："伤寒脉促，手足厥逆，可灸之。"脉促与手足厥逆同见，系阴盛阳虚之证。由于阳虚阴盛，导致阴阳之气不相顺接，则四肢厥冷。其治可用灸法以通阳散寒回厥。343条："伤寒六七日，脉微，手足厥冷，烦躁，灸厥阴。"伤寒六七日，证见脉微，手足厥逆，是阳气虚衰，阴寒内盛，血脉失于阳气鼓动，四肢失于温煦。虚阳上扰则烦躁。当此病情危急时刻，若用汤剂，恐缓不济急，因此直接用灸法灸其厥阴，以散寒复阳救急。

（十二）慎用下法、汗法

仲景根据病情制定了厥证的多种治疗方法，同时还提出了治疗厥证应慎用的治法。330条："诸四逆者，不可下之，虚家亦然。"347条："伤寒五六日，不结胸，腹濡，脉虚复厥者，不可下，此亡血，下之死。"各种厥证如果证属虚寒，法当温阳散寒，应禁用下法，故仲景云"虚家亦然"。如果是气血亏虚，阳气不足，或血虚不能运载阳气布达，四肢失于温煦，则四肢厥冷。此亦不可用下法，下之则使虚者更虚。故仲景强调"不可下，此亡血，下之死"。然对于热证实证之厥证，亦可用下法。335条："伤寒一二日至四五日，厥者必发热，前热者后必厥，厥深者热亦深，厥微者热亦微。厥应下之，而反发汗者，必口伤烂赤。"热证实证之厥证，多由邪气壅遏，阳气不布，或热炽津伤，阳失运载，或热邪炽盛，与糟粕结为燥屎，阻滞阳气运行所致。热厥属里实证，治以清泻为主，特别是兼有燥屎者更当攻下，故仲景云"厥应下之"。因此"诸厥"应理解

伤寒论讲座撷要

为虚寒性厥证。故笔者明示"慎用下法",其理甚明。热厥不可发汗,误汗则更伤阴助热,导致出现口伤烂赤等症。

参考文献

[1] 熊曼琪.伤寒学[M].北京:中国中医药出版社,2003.

[2] 范永升.金匮要略[M].北京:中国中医药出版社,2003.

[3] 程士德.内经[M].北京:人民卫生出版社,1995.

附 篇 论中医素质修养

　　"素质"一词，一是有"白色质地"之义，如《尔雅·释鸟》中有"伊洛而南，素质五采皆备成章曰翚；江淮而南，素质五采皆备成章曰鹨"。《周书·成殷》中有"及期，百夫荷素质之旗于王前"。二是有"本质"之义，如《管子·势》中有"正静不争，动作不贰，素质不留，与地同极"，《晋·张茂先励志诗》中有"如彼梓材，弗勤丹漆，虽劳朴斫，终负素质"。可见，无论是把素质理解成"洁白无瑕"还是"本质"，"素质"的要求都是很高的。且在不同的语言环境中，其含义也有所区别。如"素质教育"，它包含"德、智、体、美、劳"等方面；又如"身体素质"，是指人在体育运动、劳动和生活中所表现出来的机能能力，如力量、速度、耐力、柔韧性和反应灵敏程度等，以及生长发育状况、精神思维、抗病能力等。那么，中医素质是什么？笔者认为，应包含"理论水平、临床工作能力、道德修养、撰写能力、科研工作能力"等几方面。

　　"修养"，《辞源》释为："通过内心反省，培养完善人格。"如宋代朱熹近思录二为学引程颐："修养之所以引年，……皆工夫到这里，则有此应。"此中的"修养"指的是道德品质的修炼培养。《辞海》谓："道德品质与知识技能等方面经过锻炼和培养而达到一定水平。"可见，"修养"应包括"道德品质修养"和"知识技能修养"两方面。因此，笔者讲的"中医素质修养"，是指中医人在理论知识、临床工作能力、道德品质、撰写能力、科研工作能力等方面，通过学习、培养和锻炼而达到一定水平。

一、勤奋学习，夯实基础

　　"理论，是人们由实践概括出来的关于自然界和社会知识的有系统的结论。"（《辞海》）这些有系统的结论，具有科学性、指导性、实用性。理论来源于实践，是指导实践的有力武器。唐代魏征云："求木之长者，必固其根本；欲流之远者，必浚其源泉；思国之安者，必修其德义。"魏征的话虽然是论治国之道，但对我们治学却很有启发，这里我们可以再加上一句：欲医之精者，必实其基础。学好理论、打好基础是搞好实践的关键。那么，现代中医人应具备哪些理论素质呢？笔者认为，应具备以下几方面：一是有较高的中医理论知识；二是具有一定的文、史、哲素养；三是掌握一定的现代医学理论知识；四是有良好的道德修养。

要达到这一目标，可从以下几方面着手。

一是学习态度。孔子云："知之者不如好之者，好之者不如乐之者。"他把学习分为"知学、好学、乐学"几个层次，强调了爱好和兴趣在学习中的作用。自古名医，无一非"乐学"者。仲景"伤横夭之莫救"，于是辞官为医，"勤求古训，博采众方"，成为医圣；皇甫谧中年患风痹症，始发奋研读医学，著《针灸甲乙经》，是我国现存最早的针灸学专著；我师李孔定原为私塾老师，因乡里缺医少药，感百姓就医困难，于21岁始发奋学医，终成一方名医。他们皆因疾病诊治和强烈的社会责任感，对医学产生了浓厚的兴趣，并在立志从医后，学有所成。因此，要学好中医药知识，成就事业，必须树立学习信心，端正学习态度。首先，要热爱中医，对学习中医药知识感兴趣；其次，必须相信中医药学是科学的；再次，相信中医药学有很好的发展前景，是不会被淘汰的，具有学习中医药学的愿望。有了"知学"的前提，就会喜欢学习，即"好学"；做到了喜欢学习，知识就会不断增多，逐渐理解和掌握中医药学的奥妙，在临床中应用中医药的方法解决了其他方法难以治疗的疾病后，更觉愉悦，进而达到"乐学"的境界。乐于学习，方"病病方少"，必将学有所成，达到诊疗技能运用自如，临床豁然贯通，左右逢源，开拓创新，"从心所欲不踰矩"（《孔子·论语》）的水准。目前，影响中医药学发展的因素，主要是中医药人的"信心"，即"知学""好学"问题，这值得引起我们的重视。

二是学习方法。孔子把学习方法概括为"博学之，审问之，慎思之，明辨之，笃行之。"究其学习方法主要有以下几方面：

（一）博览

《韩愈·进学解》云："业精于勤，荒于嬉；行成于思，毁于随。"纵观古今名家，大多厚今博古，无一非饱学之士。仲景多闻博识，华佗兼通数经，李

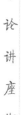

景洪贵 伤寒论讲座撷要

东璧"博学，无所弗睨"，近世肖龙友、蒲辅周、岳美中、秦伯未、任应秋、李孔定诸师不仅精通医术，而且在文、史、哲知识方面都有很高造诣。学习中医，文、史、哲知识非常重要，古汉语基础较好的人，不会自然而然成为良医，古汉语基础较差的人，通过努力，亦可学有所成，但终难达到高深境界。因此，对古代汉语中的名篇要多读，掌握词义，知晓语法，为学习中医经典医著打下基础。

中医药学的发展历程和人类社会的发展过程不可不知。"以史为鉴，可以知兴替。"因此，对中医药学发展史和中国史哲方面的书籍如《论语》《孟子》《老子》《庄子》《二十五史》《资治通鉴》等要多多研读，通晓中医药学几千年来的发展情况和历朝政治、经济、哲学、文化等方面的状况。不断提高综合知识能力，对于中医药学的学习、继承、发展及提高个人应事能力是十分必要的。此外，对诗词、楹联知识也应涉猎，熟悉平仄、对仗等基本知识。

《黄帝内经》为中医理论之渊源，《伤寒杂病论》为方书之祖、开辨证论治之先河，叶天士《外感温热论》、吴鞠通《温病条辨》创立了"卫、气、营、血"和"三焦"的温病辨证论治体系，开创了热病辨证论治新纪元，这些书籍应该通读、精读，力争达到精通程度。在此基础上，对中医各家学说和现代中医药学家的著述、杂志以及现代中医药研究成果等都应涉猎，借助他山之石，就可达到事半功倍的效果。

现代医学从1568年西方人在澳门创办第一所西医教会医院发展至今，短短400多年，在我国迅速发展，已经占据了医疗主导地位。因此，要充分肯定和认识现代医学的科学性、先进性、规范性、快速性、有效性。究其快速发展的重要原因，是善于应用其他学科知识，与现代科学同步发展。老子云："知人者智，自知者明。"中医一定要明智，方能做到知己知彼，百战不殆。笔者认为，中医人在学好中医药学的同时，要努力学好现代医学知识，力争达到熟悉和掌握的程度。对疾病诊断、疗效判定，特别是危重症的诊治，必须借助现代科学方法，扬其所长，方不致医疗之误。要把中医、西医摆在同等重要位置上，中医、西医两拳都要硬。成为一位"明医"，即明确疾病诊断、明确治疗原则、明确疾病转归和预防，明白中医在现今医疗中所处的地位，学术上要开明，时时了解医学科研进展。在临床工作中，中西医配合，两拳出击，左右开弓，方是上乘之策。

（二）善问

"满招损，谦受益"（《尚书·大禹谟》），这是众所周知的治学格言。纵观古今在学术上取得成就的人，都能谨守此道。孔子云："三人行必有我师焉。"知之为知之，不知为不知，这是为学应有的态度。治学，一定要多问，要善于向老师问，向专家问，向同道问，向他人问，还要自问。很多知识，通过询问而获得后，往往终生难忘。例如，我在带学生临证时，治疗便秘，在辨证论治基础上常选加百合、桔梗、苦杏仁之类，有学生即问其理？我即云："肺与大肠互为表里，肺气一开，则大便自调。"治疗皮肤痒疹时，在辨证论治基础上常选加牡丹皮、丹参、红花、桔梗，有时即用犀角地黄汤加味治疗，有学生问其故？我云："此皆宗前贤治风先治血，血行风自灭""诸痛痒疮皆属于心""肺合皮毛"之论。学生闻后，茅塞顿开。此外，学习时一定要自问，即读书过程中要善于多问几个为什么？例如，读古汉语时对"字、词、句"的含义一定要自问明白否？若有疑惑，查字典、词典即刻便知。读经典医著时更需自问，如读《伤寒杂病论》，仲景治疗黄疸病时，即应问其病机是什么？原因为何？有几种证型？治法、处方、用药有何异同？再如仲景应用麻黄经验丰富，我们应自问，仲景应用麻黄的配伍特点是什么？治疗哪些疾病？，等等。这样带着问题去学习，往往受益匪浅，终生难忘。反之，即使条文倒背如流，往往蒙蒙昧昧，不知所云。

（三）多识

多识，即多闻广记。仲景多闻博识，成为医圣。多闻，包括听课、听讲座、看音影资料、听中西医专家诊病询问病情的技巧及对疾病病因、病理、诊断、治疗的分析等，不断积累知识，才能增长才干。有时甚至有"听君一席话，胜读十年书"的效果。如我跟李孔定老师临床学习期间，看见他治疗肺系疾病时，在辨证论治基础上常加入活血之品，我们不知其义，即问老师，师曰："肺朝百脉"。然后我再复习中医学基础，方悟其理。

广记是储备知识的唯一途径。它包括两个方面，一是笔记，包括使用笔写以及电脑、录音、摄像等先进设备进行记录，把书籍、杂志、讲座、专家之言、临床资料等重要部分摘记整理下来，由少到多，一点一滴，日积月累，就会积累很多知识。二是大脑记忆，即"默而识之"。大脑储藏信息的多少，能反映理论水平的高低，处理问题能力的大小。虽我们能做到博览、博闻，若大脑未能储存，等于未览、未闻。因此，大脑记忆最为关键。学习中医之初可采取死记硬背，然重要的是多读、多看、多思、多用，明白旨诣，掌握要点，加深记忆，熟能生巧，自然就能储备。此外，学习的最终目的在于指导临床，故要善于结合临床去学习，才能学以致用，方不致纸上谈兵。

（四）精思

孔子曰："学而不思则罔。"孟子云："尽信书，则不如无书。"学习必须重视思考和分析，不能唯书是从，人云亦云，囫囵吞枣，亦不能断章取义。特别是对经典医著的学习，需要反复研读，横向和纵向地综合思考，多问几个为什么？才能正确理解其义。而且需要结合临床，带着问题去读，时时温习之，进一步理解原意，演其所知，将不断有新的收获，并达到孔子"学而时习，不亦说乎"的境界。如《金匮要略·肺痿肺痈咳嗽上气病脉证治篇》："《千金》苇茎汤：治咳有微热、烦满、胸中甲错，是为肺痈。"长期以来，大凡"胸中甲错"，皆谓"胸部皮肤粗糙如鱼鳞状"。细思之，这种解释似有不妥，其理有三：其一"胸中"并非胸部皮肤，"胸中"一词，在《内经》中就有记载，如《灵枢·经脉》有"肾足少阴之脉……其支者，从肺出络心，注胸"，《素问·至真要大论》有"胸中不便，嗌塞而咳。"张景岳注："胸中，肺所居也。"（《类经》）由此可见，"胸中"是指胸腔内。其二，"甲"与"介"通，"介"有梗塞不利之意：历代药物学家把带甲壳的药物统称为介类药，说明"甲"与"介"通。然"介"有梗塞不利之意，如《素问·咳论》有"心咳之状，咳则心痛，喉中介介如梗状，甚则咽肿喉痹"。可见，"甲"并非专指皮肤粗糙。其三，肺痈是由于风热火毒，壅滞于肺，热壅血瘀，蕴毒化脓而成。其主要表现为咳嗽，胸痛，发热，咯吐腥臭脓痰。若日久不愈，可致气血亏损，肌肤失荣，出现皮肤干燥之象。而这种现象，往往是全身性的，仅见于胸部者，至今缺乏临床实例。综上所述，笔者认为"胸中甲错"作胸腔胀满梗塞不利解。其形成之理是瘀热在里，脓液排出不畅。故《千金》苇茎汤煎服法中有："再服，当吐如脓。"这样解释，不仅符合经旨，亦与临床实际相符。又如《金匮要略·黄疸病脉证并治篇》："黄疸之为病，当以十八日为期，治之十日以上瘥，反剧为难治。"对于本条解释，很多教材皆谓："黄疸病本在脾，脾寄旺于四季末各十八日，脾旺之时，正可胜邪，病即向愈，故以十八日为期。"这样解释，表面上看起来没有任何不妥，但细细分析，似觉牵强附会。"脾寄旺于四季末各十八日"，难道其他时间脾就不旺吗？详细分析仲景对黄疸的论述，可以看出仲景对黄疸病的观察极为详细，论述了黄疸病发黄的时间及其病程和预后。仲景曰："伤寒七八日，身黄如橘子色，小便不利，腹微满者，茵陈蒿汤主之。"（《伤寒论》260条）此条说明，热病发黄，非一开始就出现，它有一定的潜伏期，往往在发热几天后，才出现黄疸。本条论述了黄疸病向愈或增剧，是以十八日左右为期。假如经过治疗，能在十天左右减轻，那就容易治愈；如果十天以后，病情反而加重，是邪盛正虚，治疗就比较困难。这样解释，方能符合仲景本义，亦与临床实际非常吻合。

（五）广撷

仲景博采众方，著《伤寒杂病论》，而成方书之祖。学有造诣，应谦虚谨慎，善于向他人学习，"勿以善小而不为"。知识是一点一滴积累起来的，学医更是如此，无论是理论还是实践的修习，都不可忽略细节。如他人的书籍、文章、处方、对疾病病因病机和辨证论治的分析以及民间小单方等都有值得学习和借鉴的东西，如中医杂志曾载"仙鹤草治疗结肠炎"，"苓桂术甘汤加瞿麦等治疗卵巢囊肿"，笔者在辨证论治的基础上用于临床，随证加减，的确有效；笔者曾为患者转抄处方时获得治疗皮肤病的外洗方和治疗结肠炎的保留灌肠方和内服方，证之临床，屡用皆效。民间有用"透骨消捣绒用白酒炒热敷患处，治疗软组织损伤"，"芙蓉树叶捣绒敷患处，治疗痈疖"，"蜈蚣草捣绒敷患处，治疗带状疱疹"，"冬青树叶捣绒用鸡蛋油调敷患处，治疗轻度烫伤"，笔者常用之，疗效显著。《韩愈·师说》："无贵无贱，无长无少，道之所存，师之所存。""昔欧阳子暴利几绝，乞药于牛医；李防御治嗽得官，传方于下走"（《串雅·序》）之述，让人深受启迪。说明任何人都有值得学习之处。

（六）植根于临床，理论与临床结合学习

理论来源于实践，实践检验理论。学习的目的在于应用。因此，为医不仅要重视理论学习，更要重视临床实践。善于实践者，方能使理论不断被检验，不断

更新，不断完善，形成独具特色的学术经验。如眩晕病患者兼欲呕、舌苔厚或腻者，笔者即用泽泻汤加味治疗，屡获良效，从而加深了对仲景"心下有支饮，其人苦冒眩，泽泻汤主之"的理解。相当一部分肺胀患者都有背心冷的症状，《金匮要略》云："心下有留饮，其人背寒冷如手大。"这充分证明仲景对患者症状观察的详细和记载的准确性。不寐病临床常见，仔细观察和分析，我发现患者大多有多疑、多虑，一味追求完美的心态。肝主疏泄，与情志有关，于是采取疏肝为主的方法治疗，疗效甚佳，故提出了"不寐多因于肝郁，治不寐需调肝"的见解。足厥阴肝经之脉抵少腹、绕阴器，笔者在临床中观察到泌尿生殖系疾病，大多数患者伴有少腹或会阴部不适的症状，于是在辨证施治的基础上加入调肝之品，证之临床，疗效较好，故提出了"治疗泌尿生殖系疾病需调肝"之论。再如笔者在临证中曾经诊治过2例皮肤瘙痒患者，一例男性患者皮肤瘙痒半年余，在多家医院皮肤科治疗无效，诊见：自觉皮肤瘙痒，面色晦暗，腹微胀，大便溏。余即怀疑是肝脏疾病，经肝功能、B超等检查，确诊为"肝硬化"，后经中西医配合治疗，病情好转，皮肤瘙痒消失。另一例是年轻女性患者，皮肤瘙痒2年余，经省、市级多家医院治疗无效，求治于余。诊见：全身皮肤散在红色疹子，瘙痒难忍，口干喜饮，汗多，易饥，双则眼球微突。余即怀疑是"甲状腺功能亢进"，嘱其查甲状腺功能，确诊。于是按甲状腺功能亢进治疗，病情控制，皮肤瘙痒随之消失。这说明对疾病进行预测性判断非常重要。扁鹊入虢之诊，仲景慧眼识王郎之术，不仅说明他们医技高超，亦给后人研学以启迪。

（七）学无止境，终身学习

学海无涯，故学无止境。要成为有素养的中医，立志与勤奋是关键，然立志容易而勤奋难。张仲景"感往昔之沦丧，伤横夭之莫救，乃勤求古训，博采众方"，辞官为医，方写出传世之著《伤寒杂病论》，永垂青史；李时珍立志终身为医的信念，"读书十年，不出户庭"，后又历经艰辛三十余年，著成享誉世界的《本草纲目》，成为古代世界著名科学家；吾师李孔定手不释卷，精医术、工诗文，令众多名家折服，同道景仰。《医学心悟·论医中》云："思贵专一，不容浅尝者问津；学贵沉潜，不容浮躁者涉猎。"古今名家的成功之路证明，学有建树，切记"一曝十寒"，必须做到学而不厌，持之以恒，扎实而求是，终身学习，方能达到"金声玉振"。

二、奋力笔耕，勤于著述

笔耕，是语言的书面形式，是人类特有的表达意思、交流思想的工具。为医应不断地撰写记述，把临床成功经验，失误教训，读书心得，疑难问题心悟，用药得失，跟师学习心得等不断地总结整理记录下来。一是巩固所学，抓住精华；二是发现得失原因，从中吸取教训，变失败为成功之母；三是发蒙解惑，冰释疑点。这样一点一滴，日积月累，就会"积土成山"（《荀子·劝学篇》）。这些资料，不仅能供自学提高，而且对于提高撰写能力，积累珍贵资料，促进学术交流和知识创新等具有重要作用。为提高撰写能力和著述质量，在方法上，一是应博览他人著述，吸取写作技巧；二是应多闻多问，善于向他人请教；三是应勤写多练，熟能生巧。在质量上，应注意两个方面的问题：一是内容上要具有新颖性、科学性、先进性、实用性和再现性；二是在文字表达上，要做到主题明确新颖，材料真实可信，结构严谨合理，语言规范科学。

三、锻炼口才，传播知识

法国作家雨果说："语言就是力量。"我师李孔定赠我一书题云："赖君悬河之口，传扬岐黄之道，语言之功大矣哉！"深刻地揭示了口才的重要性。综观古今名家，无一非善言之士。孔子善言，邓析、惠施善辩，张仲景、王叔和、孙思邈等名家语言功夫非同一般，我师李孔定善论脱颖而出。他们均用语言传播知识，交流思想而载入史册。因此，中医药知识要得到不断传播、不断交流创新、不断发展，为医者锻炼口才很有必要。要做到能说会道，一应有广博的知识，不仅对本专业、本学科知识了如指掌，而且对其他学科知识亦应知晓；二应学好逻辑知识，说道必须合乎逻辑；三应加强锻炼，做到思维敏捷，反应灵敏。在说道时，可采取高度浓缩、逐层递进、问题开场、实话实说、现身说法等方式，做到重点突出、层次清楚、论点明确、论证充分、引证合理、疑点阐释、语音抑扬顿挫，并具有科学性、新颖性、吸引性。

四、熟悉科研，力争创新

西医学传入我国400余年来，使我国的医疗卫生事业得到了很大的发展和提高，给人民带来了福祉，并已占领医疗界的主导地位。对中医药带来了很大的冲击和挑战。比较两者，它们都具有"科学性、实用性、有效性"，这是毋庸置疑的，然就"先进性"而言，西医学明显领先。究其原因，西医学善于应用其他学科先进知识和技术，与之同步发展，与时俱进，日新其技，为领先之关键，亦是中医药学发展缓慢的根本原因。要生存就需要发展，就需要开拓创新、广纳新知，与时俱进。因此，学习科研方法，重视中医药的理论挖掘，用现代科学方法、新技术、新理论加以整理提高，以实用、实效为标准进行科学研究，已迫在眉睫，势在必行。作为中医药人，学习和掌握科学研究方法，在条件允许的情况下，进行一些中医药方面的科学研究，是我们义不容辞的责任。笔者认为，中医药研究应先易后难，以实用、实效为主，在理论研究尚难有突破的阶段，重点应放在中药有效成分的研究、中药或中成药临床应用研究、中药制剂研究等方面，以现代科学研究方法为指导，实事求是，实现"科学性、先进性、实用性、有效性和可重复性"，以期有新的突破。对于"病、证"的研究，究"病名"而言，中医主要是以症状为主要命名方式，而西医则是以实验检查为诊断依据，其诊断非常客观，依据充分。临床所见，中医的"病（症状）"可见于西医的很多疾病中，因此中医和西医的"病名"不能等同，更不能混为一谈。例如，中医的"消渴病"，究其临床表现，可见于西医的"糖尿病、甲状腺功能亢进、神经性口渴、尿崩症、干燥综合征"等疾病中，若是"消渴病"与"糖尿病"等同，将贻误后人。笔者认为，在目前情况下，重点应放在中医药治疗西医疾病疗效观察研究上，只要有效、有说服力就是科学的。

五、重德达理，立身之本

道德，是以善恶评价为标准，依靠社会舆论、传统习俗和人的内心信念的力量来调整人们之间相互关系的行为规范的总和（《辞海》）。历代有志之士，都把道德修养放在首位，《易经》云："进德修业。"《论语》："子以四教：文、行、忠、信。"魏征云："思国之安者，必修其德义。"可见道德对于修业或治国都是很重要的。医乃仁术，性命所悬，非厚德之士难学，无仁德之心难成。仲景若无怜悯之心和社会责任感，就不会辞官为医，而勤求古训，博采众方。因此，为医首先要立德，先正其身，有德才能修业，德高才有恻隐之心，才能救死扶伤，"拯黎元于仁寿，济羸劣以获安"。孔子云："大道之行，天下为公。"毛泽东说："全心全意为人民服务。"我们应以此为指导思想，学习和躬行孙思邈的大医精诚，自能渐入佳境。

此外，我们应该明智，所谓"明智"，老子说："知人者智，自知者明。"如何才能做到明智呢？老子云"涤除玄览"。那么怎样才能做到擦亮眼睛，仔细观察呢？孔子云："视其所以，观其所由，察其所安？"只有做到明智，方能立于不败之地。

我何许人也？敢在班门论道，岂不自惭？但我反思，司马迁有言："虽不能至，然心向往之。"荀悦说："德比于上，故知耻；欲比于下，故知足。"余谨遵此训，虽属鄙俚之言，愿与君共勉。

参考文献

商务印书馆编辑部.辞源[M].北京：商务印书馆出版社，1984.

附 录 方剂索引

景洪贵

伤寒论讲座撷要

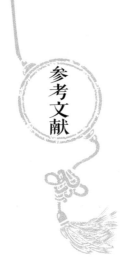

参考文献

[1] 熊曼琪.伤寒学[M].北京：中国中医药出版社，2003.

[2] 李培生，成肇仁.伤寒论[M].北京：人民卫生出版社，1987.

[3] 刘渡舟.刘渡舟伤寒论讲稿[M].北京：人民卫生出版社，2008.

[4] 李孔定.李孔定论医集[M].成都：电子科技大学出版社，2004.

景洪贵

伤寒论讲座撷要